"十二五"国家科技支撑项目

儿童运动发育早期干预图解

主　　编　肖政辉　　胡继红

副 主 编　覃　蓉　　王跑球

编　　者　（按姓氏笔画排序）

王跑球　　罗　伟

龙　焱　　周洪涛

龙亚君　　胡继红

刘　娟　　段雅琴

刘　璨　　符　莎

刘超宇　　韩行普

肖政辉　　覃　蓉

编者单位　湖南省儿童医院

人民卫生出版社

·北 京·

图书在版编目（CIP）数据

儿童运动发育早期干预图解 / 肖政辉，胡继红主编
. —北京：人民卫生出版社，2021.6（2023.7 重印）
ISBN 978-7-117-31726-9

Ⅰ.①儿… Ⅱ.①肖…②胡… Ⅲ.①小儿疾病 —发
育异常 —早期干预 —图解 Ⅳ.①R720.9-64

中国版本图书馆 CIP 数据核字（2021）第 113799 号

人卫智网	www.ipmph.com	医学教育、学术、考试、健康， 购书智慧智能综合服务平台
人卫官网	www.pmph.com	人卫官方资讯发布平台

儿童运动发育早期干预图解
Ertong Yundong Fayu Zaoqi Ganyu Tujie

主　　编：肖政辉　胡继红
出版发行：人民卫生出版社（中继线 010-59780011）
地　　址：北京市朝阳区潘家园南里 19 号
邮　　编：100021
E - mail：pmph @ pmph.com
购书热线：010-59787592　010-59787584　010-65264830
印　　刷：人卫印务（北京）有限公司
经　　销：新华书店
开　　本：787×1092　1/16　印张：10
字　　数：237 千字
版　　次：2021 年 6 月第 1 版
印　　次：2023 年 7 月第 2 次印刷
标准书号：ISBN 978-7-117-31726-9
定　　价：85.00 元

打击盗版举报电话：**010-59787491**　**E-mail：WQ @ pmph.com**
质量问题联系电话：010-59787234　**E-mail：zhiliang @ pmph.com**

前言

儿童的运动发育包括粗大运动发育和精细运动发育,本书重点介绍儿童粗大运动发育的家庭干预,粗大运动指抬头、翻身、坐、爬、站、走、跳等,包括姿势的维持和移动。很多原因可以影响儿童的粗大运动发育,比如遗传因素、环境因素、智力发育障碍、神经肌肉疾病、脑损伤和脑的发育障碍等。在儿童中存在运动发育落后和/或异常的常见疾病有脑性瘫痪、臂丛神经损伤、全面性发育迟缓、格林-巴利综合征后遗症等,涉及范围广,需要进行运动干预治疗的人群多。国内儿童康复起步较晚,既专业又通俗易懂的运动发育训练书籍较少。家长和初入门的基层儿童康复工作者急需一本全面、专业又通俗易懂的书籍以获得专业有效的指导。本书与国际先进的康复治疗理念接轨,结合中国传统的中医治疗方法,通过通俗易懂的语言及直观图片展现出来,给康复工作者和孩子家长带来福音。

本书共七章,第一章儿童运动发育障碍概述,简单地介绍了运动障碍的概念、临床表现、评估方法、治疗方法;第二章正常儿童运动发育规律,主要讲述了0~24个月粗大及精细运动发育的规律;第三章儿童运动发育的促进训练,以年龄为主线,讲述了0~3岁的运动干预;第四章儿童常见异常姿势的运动训练,主要讲述了姿势和异常姿势的理论,为什么要进行姿势控制,并且就常见的异常姿势训练和注意事项进行详细的介绍;第五章儿童按摩,介绍了与运动障碍相关的小儿推拿穴位和方法;第六章儿童运动发育障碍的护理策略,讲述了与运动发育障碍儿童息息相关的日常生活中的照护,如抱法、睡姿、进食、穿脱衣、如厕等;第七章常见儿童运动发育障碍疾病及干预对策,用通俗易懂的语言介绍了常见运动障碍疾病的诊断、病因、合并障碍、治疗方法等。

总之,我们力求在专业的基础上做到既通俗易懂又具有实际操作性,让医务工作者和家长们能够通过本书最快地学习并领会康复的精髓,从而让需要康复的孩子获益。本书出版之际,衷心感谢各位编委在本书编写过程中付出的努力。还要感谢出版社同志为本书出版发行给予的大力支持。最后，对本书引用的参考文献作者，特予致谢。

本书出版之际，恳切希望广大读者在阅读过程中不吝赐教，欢迎发送邮件至邮箱 renweifuer@pmph.com，或扫描封底二维码，关注"人卫儿科学"，对我们的工作予以批评指正，以期再版修订时进一步完善，更好地为大家服务。

肖政辉

2021年6月

《儿童运动发育早期干预图解》配套增值内容使用步骤说明

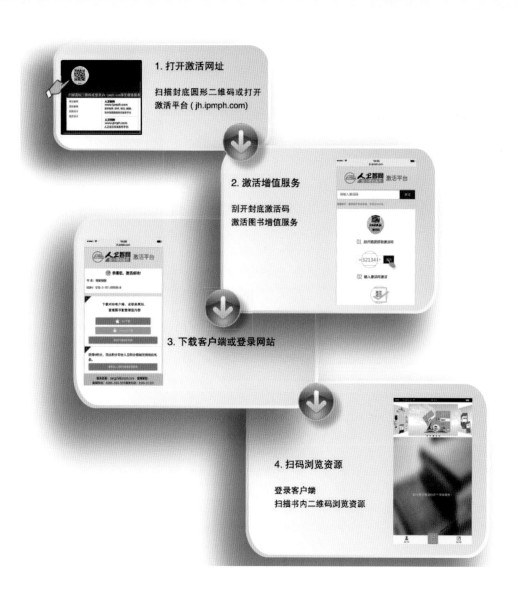

1. 打开激活网址

扫描封底圆形二维码或打开
激活平台（jh.ipmph.com）

2. 激活增值服务

刮开封底激活码
激活图书增值服务

3. 下载客户端或登录网站

4. 扫码浏览资源

登录客户端
扫描书内二维码浏览资源

目　录

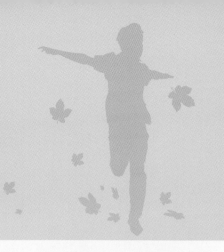

二维码资源目录

（以下视频需下载"人卫图书增值"客服端，扫码方法见说明）

1

第一章

儿童运动发育障碍概述

人体运动发育是随着年龄的增长而逐步发育的,运动是个动态的过程,需要依赖发育成熟的中枢神经系统、肌肉骨骼系统、觉醒程度、认知知觉水平及运动目的、体位等各种因素。一旦其中一个因素出现了问题,运动发育及运动能力上均有可能出现异常或障碍。下面我们从运动的一些常见概念、影响运动发育的因素等方面来了解儿童运动发育障碍。

第一节 运动发育障碍的定义及常见病因

一、运动与姿势的定义

(一) 运动的定义

人类的运动可从运动、动作、活动三个方面来叙述。

1. 运动 从不同的角度来认识运动,运动的定义是不同的。

(1)狭义的运动学观点:运动是指人类机体的各个部分在空间中的位置上和时间上发生变化的过程。

(2)运动力学观点:运动是由于机体各部分在空间位置发生变化而产生的躯干和四肢之间以及躯干和四肢与身体的支持面之间的动态变化的力学关系。

(3)能量力学观点:运动由于肌肉的收缩而产生了机体中力学能量的变化和化学能量的变化,将这种能量变化称为运动。

总之,运动是指身体的姿势即体位随着时间而出现连续变化的过程。可通过身体的轴与重力的关系(体位)、身体运动方向以及身体各部位的相对位置关系的变化来记录身体的运动过程,又称之为运动轨迹。另外,运动还包括由于活动中肌肉收缩而发生的能量变化的过程。

2. 动作 是指通过有效率的身体连续运动组成了动作。通过运动可以产生疲劳等几个方面问题。也可以说动作是以机械或物体为对象的身体运动,是通过身体的运动来完成某一项具体工作或作业的运动。

(二) 姿势的定义

姿势是指机体在静止状态下为克服地心引力所采取的自然位置,人类从出生开始其姿势就按照一定的规律进行发育。姿势与运动的发育是人类历经一生的过程,伴随中枢神经系统的逐步成熟而出现行动方面的变化,是儿童从出生开始随着身体的生长、神经系统的发育及其姿势与运动从未成熟至逐步成熟的过程,这一过程具有一定的方向性和顺序性,姿势与运动既是相互影响又是密不可分的。

身体的运动是由运动和姿势保持、动作、行为三个方面组成,没有动作就不能形成行为,没有运动和姿势的保持则动作就不能成立,三者之间是相互制约、相互依赖、相辅相成的。

姿势和运动的发育是伴随着中枢神经系统的逐步成熟而出现的,是儿童从出生开始随着身体的生长、神经系统的发育从未成熟到逐步成熟的过程。随着神经系统髓鞘化的发育,姿势与运动的发育出现一定的方向性及顺序性。

二、运动的控制

运动是人和动物为了生存而必需进行的一种活动手段,只有正常地进行运动才能达到生活中与工作中的各种目的,同时,只有正常的运动才能保证有质量的生活和工作,人体的任何正常运动都需要有正常神经系统的调节,完整的骨、骨骼肌、关节的共同参与,多组肌肉正常肌力、肌张力的协调作用,各种姿势、各种运动时需要机体的呼吸系统、循环系统、消化系统及新陈代谢等方面的协同,才能完成,其中任何一个环节出现问题都可能出现运动障碍。另外,人类还具有能够引起运动的感知觉、认知能力和情绪调节的能力,以及为了达到运动的目的而选择各种运动方式的功能。

姿势运动的控制需要身体形态结构、肌力、肌张力、平衡与协调功能以及运动系统功能的综合作用。

1. **身体形态**　正常姿势主要靠骨骼结构和各部分肌肉的紧张度来维持,各种因素导致身体骨骼、肌肉等形态结构的变化以及比例不协调,都可导致姿势异常和运动模式的变化。

2. **肌力的作用**　骨骼肌分为伸肌、屈肌、内收肌、外展肌、旋前肌和旋后肌,在运动神经支配下完成不同的功能。任何一个动作都需要一组肌群共同完成,这些肌群来自关节的不同方位,使关节具有不同方向的运动,只有这四种肌群在运动中协调作用,才能具有正常的姿势运动模式。

3. **肌张力的作用**　正常肌张力是人体维持各种姿势和运动的基础,一般归纳为静止性肌张力、姿势性肌张力和运动性肌张力。肌张力异常,可导致姿势运动异常。肌张力的产生和维持是一种复杂的反射活动。中枢神经系统的许多结构都对肌张力有影响,中脑以上的各种结构对肌张力产生抑制作用,中脑以下的各种结构及前庭系统对肌张力产生易化作用。如在脑干网状结构中,中脑和脑桥的网状结构是肌张力易化区,而延髓腹侧部分的网状结构是肌张力的抑制区。儿童脑发育障碍或损伤,可导致肌张力的变化,如:①锥体系损害所致的肌张力增高,称为痉挛性肌张力增高;②锥体外系损害所致的肌张力增高,称为强直性肌张力增高;③小脑损害、周围神经损害可导致肌张力降低;④锥体外系损害可导致肌张力变化和动摇步态。

4. **平衡功能**　平衡(balance)是指在不同的环境和情况下,维持身体直立姿势的能力,主要包括:①保持体位;②在随意运动中调整姿势;③对外来干扰做出安全有效反应。人体能够在各种自身以及外环境变化的情况下保持平衡,有赖于中枢神经系统控制下的感觉系统和运动系统的参与、相互作用和整合。躯体感觉、视觉以及前庭三个感觉系统在维持平衡过程中各自扮演不同的角色。

(1)躯体感觉系统的作用:平衡的躯体感觉输入包括皮肤感觉(触、压觉)输入和本体感觉输皮肤触觉、压力觉感受器向大脑皮质传递有关体重分布情况和身体重心位置的信息;分布于肌梭、关节的本体感受器则向大脑皮质输入随支持面变化如面积、硬度、稳定性以及表面平整度等而出现的有关身体各部位的空间定位和运动方向的信息。这些感受器在人体支持面受到轻微干扰时能够迅速做出反应。因此,皮肤感觉输入和本体感觉输入及其反馈,对于姿势运动起到重要的作用。

(2)视觉系统的作用:通过视觉,能够看见某一物体在特定环境中的位置,判断自身与物体之间的距离,同时也知道物体是静止的还是运动的。视觉信息准确与否影响站立时身体的稳定性。当身体的平衡因躯体感觉受到干扰或破坏时,视觉系统在维持平衡中起重要作用,通过颈部肌肉收缩使头保持向上直立位和保持水平视线,使身体保持或恢复到原来的直立位,从而获得新的平衡。如果去除或阻断视觉输入如闭眼或戴眼罩,姿势的稳定性将较睁眼站立时显著下降。

(3)前庭系统的作用:头部的旋转刺激了前庭系统中两个感受器。其一为前、后、外三个半规管内壶腹嵴的运动位置感受器,感受头部在三维空间中的运动角加(减)速度的变化。其次是前庭迷路内的椭圆囊斑和球囊斑,感受静止时的地心引力和直线加(减)速度的变化引起的刺激。无论体位如何变化,通过头的立直反射,改变颈部肌肉张力来保持头的直立位置。当躯体和视觉信息输入均受阻时前庭系统的感觉输入在维持平衡中变得非常重要。

当体位或姿势变化时,中枢神经系统将三种感觉信息进行整合,迅速判断,从中选择出准确定位的感觉输入,放弃错误的感觉输入。正常情况下,人体以躯体感觉输入为主保持身体的直立姿势,当躯体和视觉均被干扰时,前庭系统发挥调节作用。当三个系统同时出现障碍时,失平衡的状况将不可避免。

5. 运动的协调性 协调(coordination)是指在准确完成动作的过程中,多组肌群共同参与并相配合,灵活地完成动作,协调是姿势控制如站、走、跑、跳以及日常动作的基本条件,是完成精细运动和技能的必要条件,协调障碍可出现共济失调及不自主的运动,如震颤、舞蹈样动作、手足徐动。

6. 神经系统 该系统在对多种感觉信息进行分析整合后下达运动指令,运动系统以不同的协同运动模式控制姿势变化,将身体重心调整回原范围内或重新建立新的平衡。下肢和躯干肌以固定的组合方式,并按一定的时间先后顺序和强度进行收缩,用以保护站立平衡。儿童在发育过程中,随着中枢神经系统的发育,运动系统的协同运动模式和控制姿势的功能不断完善。

三、运动发育障碍的定义

儿童运动发育障碍(motor development dysfunction)是指由于各种原因引起运动的发育、功能、速度、质量、效率等方面与正常同龄儿童相比存在不同程度的差异,亦可指一个儿童不具备与其年龄相符的运动能力,或运动发育速度缓慢,同时出现异常运动模式的现象。儿童运动发育障碍多在婴儿期出现,表现为运动功能落后或异于正常婴儿,如:3个月仍不能抬头,或躯干呈棍子样僵硬,6个月仍不能翻身,双手持续握拳或不会用手抓物,1岁3个月仍不能独站、独走,走路持续尖足,剪刀样步态等步态异常,一侧肢体活动差于另一侧,或任何运动功能的倒退等。婴儿期的运动发育迟缓大部分预后可以正常,但如果出现四肢僵硬或无力、单个或单侧肢体功能异常,或通过治疗仍无法改善的,可能存在运动障碍的后遗症。

四、儿童运动发育障碍的常见病因

1. 脑损伤 各种原因引起脑不同程度的损伤均可以导致运动发育障碍,早产、窒息、病理性黄疸是国际通认的引起脑性瘫痪的高危因素,另外长期的慢性宫内缺氧、癫痫、母亲孕期的外伤、孕早期的感染及用药、先兆流产、高龄产妇等亦可造成胎儿脑部损伤。

2. 脑血管障碍 儿童的脑血管障碍原因很多,其中最多见的是先天性脑血管异常或凝血功能障碍造成儿童单侧脑出血、脑梗死等。

3. 中枢神经系统发育畸形 胚胎期各种原因导致中枢神经系统发育异常,产生各种畸形所引起的定位性障碍,如灰质异位症、脑裂畸形、巨脑回畸形、脑穿通畸形等。

4. 神经肌肉、骨关节疾病 神经肌肉疾病涵盖的病种有很多,如进行性肌营养不良、先天性和代谢性肌病、周期性瘫痪、脊髓性肌萎缩、遗传性家族性截瘫、先天性多发性挛缩、先天性髋关节发育不良或脱位等。

5. 神经系统感染 各种细菌、病毒感染或自身免疫功能障碍所致的不同程度、不同部位病变而引起相应的中枢神经、周围神经、肌肉、关节等损害,亦可造成各种各样的运动障碍。

6. 神经系统外伤 各种原因所致的颅脑、脊髓及周围神经的外伤,导致神经系统某部位的障碍,或因外伤引起癫痫而继发运动障碍。

7. 变性疾病、代谢性疾病 如苯丙酮尿症、脑白质营养不良、线粒体脑肌病、各种酶代谢异常等。

8. 其他 严重的智力、行为障碍疾病,如猫叫综合征、唐氏综合征、Rett综合征、小脑病变均可出现不同程度的运动障碍。

第二节 儿童运动发育障碍的症状及伴随障碍

一、儿童运动发育障碍的主要临床表现

儿童运动障碍的主要表现为运动发育落后、反射的异常、肌张力改变等,并由上述情况导致不随意的运动、姿势异常、步态异常。婴儿的运动发育障碍常常难以发现,从而错过最关键的治疗时期。对于出生6个月以内的婴儿出现以下任何表现均应引起父母、儿童保健医师及儿科医师的高度重视,并积极请经验丰富的儿童康复科医师进行专科评估及诊断,并积极进行儿童康复治疗。

1. 运动发育落后 运动障碍的最初表现大部分都为运动功能落后,一般认为运动能力落后3个月以上考虑需要干预治疗,比如4个月孩子不能竖头,6、7个月孩子不会主动抓物,8、9个月孩子不能独坐,1岁半以上的孩子不能独走等。

2. 肌张力改变

(1)肌张力降低:头颈、身体发软如面条、四肢自发活动少或手脚抬起不久就下垂,这是肌张力、肌力明显低下的表现,通常在1个月的婴儿即可发现。如果持续3个月以上或症状进行性加重,或既往四肢活动正常,突然出现无力发软的现象,应注意排查严重脑损伤、神经肌肉源性疾病,严重者甚至可危及生命。

(2)肌张力增高:3个月内儿童出现身体发硬像棍子、打挺或用劲,四肢活动受阻,提示儿童肌张力增高,如果持续6个月以上,应注意脑性瘫痪的发生。肌张力高还可以表现为持续手握拳。正常婴儿在2个月后双手即打开,若3~4个月仍不能打开,或拇指内收超过中线,或出现一侧上肢出现此现象,有重要的诊断意义,需注意脑损伤,警惕偏瘫的可能。

3. 异常姿势

（1）固定的异常姿势：角弓反张、尖足如跳芭蕾舞、剪刀腿、蛙状、圆规样步态，均提示肌张力异常，往往是脑损伤、髋关节发育不良所致。

（2）姿势不对称或身体扭转：3 个月以上婴儿仍有左右姿势不对称，头不能保持中立位，或身体扭转，往往提示锥体外系损伤。

4. 不随意运动　不随意运动是指一个人在清醒状态下出现与自己的意志无关的运动。

（1）眼球震颤、斜视或阵发性下视：任何月龄婴儿出现该种症状均要高度警惕视神经或中枢神经系统发育疾病、小脑病变等。

（2）任何年龄段的儿童出现不能固定地注视某一方向，手和足出现不断的活动，常见吐舌、嘴和脸的歪斜等动作，提示可能有基底节疾病，主要见于脑性瘫痪、小舞蹈病、脑肿瘤、亨廷顿病、脑炎、全身性红斑狼疮、各种变性疾病等。这些动作在有精神刺激时增强舞蹈病样运动在睡眠中也出现，除上述症状外，儿童还表现有日常动作的笨拙。

5. 步行障碍

（1）痉挛性步行：多为尖足步行，可伴有剪刀交叉步态、踝关节内翻或外翻，步行速度缓慢、困难，运动的振幅缩小且不规则，双下肢痉挛时步行中大腿内收、内旋，双足在地面上拖着走路，躯干和上肢出现过度代偿的动作，偏瘫的患者在步行时患侧尖足，足内翻，足在外方一边画弧一边走，在日语里也称为环脚样步行。在这种步行中上肢呈屈曲状态，见不到与下肢的共同运动。

（2）弛缓性步行：患侧下肢下垂乏力，肌肉萎缩，深反射减弱或消失，常见于脊髓灰白质炎、多发性神经炎、因各种代谢异常引起的神经障碍等。

二、不同部位病变所致的儿童运动发育障碍的特点

儿童运动发育障碍的影响因素包括神经、骨骼、肌肉、关节、韧带，其中主要是中枢神经系统，多为发育期脑损伤所致。不同原因所致的运动障碍的表现不尽相同（表 1-1）。

表 1-1　不同病变部位瘫痪的特点

	中枢神经源性	周围神经源性	肌源性
病变部位	上运动神经元（脑及脊髓）	下运动神经元	肌肉
肌张力	正常或增高，肌张力障碍	降低	降低
肌萎缩	无	有	有
腱反射	增强	减弱或消失	减弱
病理征	有	无	无
肌电图异常	有或无	有	有
临床特点	硬瘫或不随意运动	无力，肌肉松软	无力，肌肉松软

三、运动障碍的伴随障碍

运动发育障碍的儿童可能伴有以下障碍：

1. 头围异常　各种原因所致的脑积水、颅内出血均可能造成头围增大，颅内出血后形成脑软化灶、各种原因所致先天性脑发育不良导致脑实质表现从而出现头围缩小，形成

小头畸形。

2. 认知障碍、智力低下。

3. **癫痫**　发育期脑损伤是造成儿童运动发育迟缓的主要原因,除了造成运动、认知等障碍外,癫痫是另一严重的共患病。

4. **语言障碍**　可表现为语言表达落后、吐词不清、构音障碍。

5. **摄食吞咽、咀嚼障碍**　早期可表现为吸吮无力,进食少,添加辅食困难,流涎,2~3岁仍不能进食块状食物,或对难以嚼烂的食物如肉块只嚼不咽。同时,这类孩子可能合并有喉软骨、支管软化等疾病,易出现呛咳或误吸,排痰困难,从而造成吸入性肺炎、感染等疾病。

6. **视听功能障碍**　眼球震颤的孩子绝大部分伴有视神经、视网膜病变、高度近视、弱视可能,听功能障碍孩子可能因为前庭功能障碍或单侧听力损伤导致平衡功能建立差,或偏头的异常。

7. 行为障碍、学习困难、注意力不集中等。

8. **心理障碍**　因为运动功能落后或运动障碍,孩子在一定程度上会出现自卑心理,不与人交流,进而出现避世等心理疾病。

9. **肌肉萎缩**　周围神经源性或肌源性病变引起的运动发育迟缓可有进行性的肌肉萎缩,中枢性病变所致的运动发育迟缓因为长期的瘫痪可以引起失用性肌萎缩。

10. **骨关节二级畸形、骨质疏松**　长期卧床或重度运动障碍的儿童因为缺乏运动及户外活动,钙剂摄入不足及丢失过多,易出现骨质疏松,长时间的运动姿势异常容易造成骨关节二级畸形及关节挛缩。

第三节　儿童运动发育障碍的主要评定方法

一、评判婴幼儿运动障碍的注意事项

1. **观察婴幼儿发育是否达到运动发育的里程碑**　儿童一次检查可能无法准确完整地体现原本的运动能力,往往需要进行多次评估才能全面了解儿童的发育情况。

2. **医生需要具备丰富的专业临床知识**　医生的临床判断对于婴幼儿的运动发育诊断非常重要,儿童保健科或康复科医生应非常了解婴幼儿的大运动、精细动作、语言、个人社交的发育规律,在判断的同时也需要结合常规的儿童发育筛查量表,以避免主观原因造成病患的漏诊。

3. **父母尤其是带养人能客观地回顾儿童发育情况**　特别是诊断不明者,更是需要家长客观提供其详细发育情况,以便为诊断提供方向。

4. **家长能详细地陈述儿童就近行为的变化**　包括大运动、精细动作、语言发育、个人社交等方面。

二、目前常用的婴幼儿运动功能评定方法

1. **新生儿行为神经测定方法**　北京协和医院鲍秀兰教授根据 Amicl-Tison 新生儿神

经评估及 Brazelton 新生儿行为评分法(neonatal behavioral assessment scale,NBAS)两种方法,并结合自己的经验制定了"中国新生儿20项行为神经评分法(neonatal behavioral neurological assessment,NBNA)"。NBNA 量表适用于足月新生儿,对于早产儿需矫正胎龄至 40 周时才行评估。NBNA 总分为 40 分,于生后 2~3 天、12~14 天、26~28 天分 3 次测定,以第一周内新生儿获得 37 分及以上为正常,37 分以下,尤其在第二周仍低于 37 分者需长期随访或干预。

2. **全身运动(general movements,GMs)质量评估**　GMs 质量评估是奥地利"发育神经学之父"HFR Prechtl 在 21 世纪初建立的,通过对 6 个月以内婴儿的自发运动进行评估,可以超早期预测脑性瘫痪或其他严重的神经系统疾病,在脑性瘫痪病理特征明显表现出来之前发现并采取干预治疗。GMs 是最常见的自发运动模式,由有资质的评估人员通过录像法和直接法对婴儿的运动模式进行评估,区分正常和异常 GMs。若出现痉挛 - 同步性 GMs(cramped-synchronised GMs,CS)或不安运动缺乏(absenc of fidgety GMs,F-)需进行行长期随访并尽早干预治疗。

3. **格赛尔发育诊断量表(Gesell development diagnosis scale,GDDS)**　该量表系美国耶鲁大学医学院儿科医师 Gesell 及其同事所编制,主要用于婴幼儿心理发展的诊断。我国修订版用于 0~6 岁儿童。本量表能较为客观地反映正常儿童的神经运动、精神心理发育规律,也可作为神经运动损伤和智力障碍的筛查诊断工具,另外也是高危儿早期干预效果的评价工具。该量表根据检查者观察和父母报告对各个项目评分,根据五个行为领域所得分数与实际年龄的关系,计算出各领域的发育商(development quotient,DQ)来表示被测儿童的发育水平。其诊断标准为:①轻度发育落后:$55 \leqslant DQ \leqslant 75$;②中度发育落后:$40 \leqslant DQ \leqslant 54$;③重度发育落后:$25 \leqslant DQ \leqslant 39$;④极重度发育落后:$DQ<25$。

4. **Peabody 运动发育量表(Peabody developmental motor scale,PDMS)**　该量表是目前国外康复和儿童早期干预领域应用广泛的一个全面的运动功能评估量表,适用于评估 1~72 个月的所有儿童(包括各种原因所致的运动发育障碍儿童)的运动发育水平。目前国内引进使用的是第 2 版,所以称为 PDMS-2。PDMS-2 是一个同时具有定量和定性功能的评估量表,它包括粗大运动评估量表和精细运动评估量表两个独立的部分,共包括 6 个分测试,测试结束后 PDMS-2 给出 5 种分数:各个分测试的原始分、相当年龄、百分率、标准分(量表分)以及综合计算得出的发育商:粗大运动发育商(gross motor quotient,GMQ)、精细运动发育商(fine motor quotient,FMQ)和总体运动发育商(total motor quotient,TMQ)。评分标准为:发育商 $\leqslant 69$ 分为极差,70~79 分为差,80~89 分为中等偏下,90 分以上为正常。

5. **粗大运动功能评估(gross motor function measure,GMFM-88)**　粗大运动功能评估(GMFM-88)是用于评价脑性瘫痪患儿在康复治疗中粗大运动功能状态改变的一种极有价值的评价方法,适用于脑性瘫痪儿童康复治疗的疗效评价。

6. **粗大运动功能分级系统(gross motor function classification system,GMFCS)**　GMFCS 是 Palisano 等于 1997 年在长期临床实践的基础上,根据脑性瘫痪患儿运动功能随年龄变化的规律所设计的一套分级系统,能较为客观地反映脑性瘫痪患儿粗大运动功能发育情况,亦可在早期根据脑性瘫痪患儿的运动分级预测患儿的最终运动目标。

7. **贝利婴幼儿发育量表(Barley scale of infant development,BSID)**　BSID 是由美国心理学家 Nancy Bayley 编制,是一套全面评估婴幼儿心理运动行为发展的标准化技术与测量工具,适用于评定 0~30 月儿童的发育情况,基本内容与量表结构包括:智力量表、运动量表和行为记录表,三个部分互相补充,各个部分对于临床评价都有独特的价值。

智力量表用于评价婴幼儿感知觉的敏锐性、辨别力及对外界的反应能力,视觉 - 运动协调与操作能力,学习、记忆、解决问题的能力,发声、语言交往能力,以及早期形成的概括、分类能力。评测内容包括适应性行为、语言和探索活动,共有 163 条,智力评定结果用智力发展指数(mental development index,MDI)表示,正常平均值为 100,标准差为 16。

运动量表用于评价身体控制与协调平衡能力、大肌肉运动和手指精细操作技巧的能力,包括粗大运动(抬头、坐、爬、站、走、跳等)、精细运动(对指、抓握等)、平衡协调能力,共计 81 条,用精神运动发育指数(psychomotor development index,PDI)表示,正常平均值为 100,标准差为 16。

在智力及运动量表测试完成后,由测试者根据婴幼儿的行为表现,用行为记录量表对婴幼儿表现出的全部行为进行总体评价,获得临床的总体印象。

8. **Alberta 婴儿运动量表(Alberta infant motor scale,AIMS)** Alberta 婴儿运动量表是在 1994 年由加拿大 Alberta 大学 Martha C.Piper 博士和 Johanna Darrah 治疗师根据婴儿运动发育顺序及运动模式变化特点而创建的。AIMS 主要针对运动发育期的婴幼儿进行运动评估,其测试目的主要包括:①识别运动发育迟缓或不正常的婴儿;②随时间推移评估运动的发育或成熟。

9. **运动年龄评价(motor age test,MAT)** MAT 是以 0~72 个月的正常儿童动作能力为标准,与障碍儿的动作能力进行比较的评价方法。可以用运动指数(motor quotient,MQ)来表示。根据中国正常儿童运动能力发育年龄标准来测出脑性瘫痪儿童治疗前后的 MQ 值,也可以用 Gesell 婴幼儿发育评定方法测出发育商(DQ)。用 DQ 粗大运动的商数与 DQ 精细动作的商数反映其发育水平。

第四节 儿童运动发育障碍的治疗方法

随着儿童康复医学的发展,儿童运动发育障碍疾病也得到了越来越多的关注。运动发育障碍康复方法包括:运动疗法、作业疗法、物理因子治疗、语言治疗、水疗、功能性电刺激、生物反馈、骑马疗法、中医针灸、按摩、推拿、音乐疗法等,还包括日常生活能力训练、手功能训练、感觉统合训练、娱乐活动等。本节简单介绍目前在国内及国外应用较多的治疗方法,具体治疗内容在后面的章节会详细介绍。

一、运动疗法(physical therapy,PT)

运动疗法可以减轻、预防或阻止损伤、疾病及其他原因导致的运动受限、运动障碍及健康状态的进一步加重,恢复、维持及提高健康状态,使患儿获得最佳的生活质量。目前国内外使用最为广泛的疗法为神经发育疗法。

1. **Bobath 疗法** Bobath 法是英国学者 Karel Bobath 夫妇于 19 世纪 50 年代创立的,是目前治疗中枢神经损伤引起的运动功能障碍的常用治疗方法。其核心是以日常生活活动任务为导向的姿势控制和运动控制,基本原理是利用反射性抑制肢位(reflex inhibiting posture,RIP)抑制异常姿势和运动,促进正常的运动感觉和运动模式。包括关键部位控制、反射性抑制模式、促通性手技、感觉刺激、叩击性手技。

2. **Vojta 法** Vojta 法是德国学者 Vojta 博士在总结前人经验的基础上发展起来的,是治疗脑性瘫痪的理学疗法之一,是一种集诊断、治疗、预防为一体的运动疗法。这种方法通过对身体一定部位的压迫刺激,诱导产生全身性、协调化的反射性移动运动,促进与改善患儿的运动功能,因此又称为诱导疗法。其基本原理是利用诱发带的压迫刺激,诱导产生反射性的移动运动,通过这种移动运动反复规律地出现,促进正常反射通路和运动,抑制异常反射通路和运动,达到治疗目的。方法包括反射性腹爬(reflex-kriechen,R-K)、反射性翻身(reflex-umdrechen,R-U)。

3. **Brunnstrom 疗法** Brunnstrom 认为一些原始反射、联合反应和共同运动模式阻碍了中枢性运动障碍的正常运动模式。主要方法包括:

(1)通过姿势反射和联合反应诱发共同运动。

(2)训练患儿对共同运动的主动控制。

(3)促进分离运动、进行功能活动训练。

(4)正常运动模式和 ADL 训练。

4. **Rood 感觉刺激疗法** 感觉刺激可以对运动产生促进或抑制作用,中枢神经系统损伤后功能恢复遵循运动发育的顺序,因此可以应用感觉刺激的方法促进运动功能的恢复。某种感觉刺激可以使张力正常化并引出可取的肌肉反应;运动控制逐步过渡到高一级的水平;通过有目的活动引出有意识的运动;重复练习是运动学习所必须的。主要方法包括触觉刺激、温度刺激、本体感觉刺激、特殊感觉刺激。

5. **神经肌肉本体感觉促进技术**

(1)基本观点:

1)任何人都有尚未开发的潜能。

2)正常运动发育顺序是由头到尾,由近端到远端。

3)早期的运动行为受反射活动所控制,成熟的运动行为通过姿势反射机制得到巩固和维持。

4)运动行为的成长最具有循环趋势,具有以屈肌为主导和以伸肌为主导的交替过程。

5)目的导向活动由来回运动组成。

6)正常的运动和姿势取决于主动肌和拮抗肌之间达到平衡。

7)运动行为的发展表现为运动姿势总体模式有次序的发展过程。

8)正常的运动发展是有次序的,但并非按部就班,交叉情况时有存在。

9)运动能力的提高有待运动学习。

10)利用刺激的频率与动作的重复来促进运动学习,增加肌力与耐力。

11)目的导向活动,结合促进技术,用来促进步行、生活自理的学习。

(2)主要方法:

1)多关节、多肌群参与。

2)对角线、螺旋式运动。

3)治疗人员的言语刺激和患儿的主动抗阻运动。

6. **运动再学习疗法** 运动再学习是将中枢神经系统损伤后恢复运动功能的训练视为再学习或重新学习的治疗方法。它以生物力学、人体运动学、神经生理学和认知心理学等为理论基础,以作业或功能为导向,强调患儿主观参与,按照科学的运动学习方法对患儿进行运动功能训练。

运动再学习的具体操作分为 4 个步骤:①描述正常的活动成分并通过对作业的观察来分析缺失的基本成分和异常表现;②练习丧失的运动成分,包括解释、指示、练习加语言和视觉反馈及手法指导;③作业练习,包括解释、指示、练习加语言和视觉反馈及手法指导,及时进行再评定;④训练的转移,即将训练转移到日常生活中去,包括安排和坚持练习,练习中要自我监督,并要求亲属和工作人员参与,创造良好的学习环境。每一部分的功能训练都应按照上述四个步骤进行。

7. **任务导向训练** 任务导向性训练是指以目标或任务为导向的功能行为的动作控制,围绕患儿所表现的功能缺陷水平而进行的一种治疗方法,是基于运动控制和运动再学习理论的一种新的再训练的治疗方法。

8. **强制性诱导运动训练技术(constrained-induced movement therapy,CIMT)** CIMT指在康复治疗及生活环境中限制偏瘫型脑性瘫痪、脑外伤后偏瘫等中枢神经系统疾病的患儿使用健侧肢体,强制性反复使用患侧肢体的一种康复技术。其机制是克服脑损伤患儿患侧肢体由于功能缺陷而逐渐形成的习得性失用,恢复被掩盖了的运动功能,并通过大脑皮质功能重组,使这种恢复得以长久保留。因为儿童处于运动发育期,其运动功能尚未发育成熟,一般建议限制正常侧肢体 3~6 小时,在这段时间中多使用有障碍的肢体。

二、作业疗法(occupational therapy,OT)

包括日常生活能力训练(activities of daily living,ADL)、手技巧性训练,从事社会活动及娱乐活动训练等。

三、语言治疗(speech therapy,ST)

主要针对有言语障碍的患儿,包括构音训练、语音训练、口腔功能训练、语言发育迟缓训练。

四、物理因子治疗

如肌电生物反馈治疗、经颅磁刺激术、功能性电刺激、水疗、蜡疗、光疗、激光、超短波治疗等。

五、中医传统治疗

包括中医中药、针灸、推拿、按摩、穴位注射、耳穴埋针等。

六、辅助器具和矫形器

轮椅、拐杖、坐便器等,可以帮助患儿进行移动、支撑及如厕,踝足矫形器、分指器、髋关节外展支架等矫形器可以维持关节处于功能位,避免关节挛缩。

七、感觉统合训练

运动障碍的儿童多数存在前庭、本体觉等感觉统合失调现象,感觉统合评估后进行滚筒、秋千、滑板等训练。

八、高压氧治疗

高压氧有利于改善局部脑组织缺血缺氧状态,促进血管新生、创伤修复,可以使半暗区细胞获得有治疗意义的氧水平,促进血管内皮细胞的再生,加速侧支循环的建成,改善微循环,促进损伤脑细胞的修复。

九、手术治疗

选择性脊神经根切断术(selective posterior rhizotomy,SPR)、跟腱延长术、内收肌切断术、闭孔神经前支切断术等,适用于肌张力增高的运动发育障碍儿童;臂丛神经损伤的患儿可进行神经探查及神经移植手术;神经干细胞移植目前尚不成熟,仍处于动物实验阶段。

十、药物治疗

神经生长因子、神经节苷脂、胞二磷胆碱等可促进神经再生长,改善脑细胞代谢,巴氯芬等可缓解肌张力,改善痉挛。

十一、其他

引导式教育、多感官训练、文娱体育、心理疗法、沙盘游戏、游戏疗法、马术治疗、音乐疗法。

十二、家庭康复训练

家庭康复训练在整个治疗过程中是非常重要的,在家庭护理过程中家长需要配合加强姿势管理、强制性诱导治疗的贯彻实施、良姿位的保持、日常生活能力的训练等,提供丰富的语言环境,改造日常生活器具及环境,保证患儿能参与社会及社区活动。

(周洪涛 肖政辉)

参考文献

1. 陈秀洁.儿童运动运动障碍和精神障碍的诊断与治疗.北京:人民卫生出版社,2009.
2. 李林.人体发育学.3版.北京:人民卫生出版社,2018.
3. 李晓捷.儿童康复学.北京:人民卫生出版社,2018.
4. 杨玉凤.儿童发育行为心理评定量表.北京:人民卫生出版社,2016.
5. M. RHONDA FOLIO, REBECCA R. FEWELL. Peabody 运动发育量表.2版.李明,黄真,主译.北京:北京大学医学出版社,2006.

2

第二章

正常儿童运动发育规律

十月怀胎一朝分娩,宝宝的健康成长成了许多家长的头等大事,会找各种育儿书籍来了解正常宝宝是如何发育的,我们首先来了解一下正常宝宝姿势、运动的发育。正常宝宝的发育规律总结如下:

一、姿势、运动发育是抗重力的发育过程

宝宝随着年龄的增长他们的姿势从开始只能仰卧位、俯卧位逐渐学会翻身、坐、爬、站直至行走,是宝宝身体抗重力屈曲活动与抗重力伸展活动的逐渐发育,是不断克服地球引力,从水平位逐渐向与地面垂直位,人体重心与地面越来越远的发育过程。

二、姿势、运动发育的顺序

正常宝宝的姿势、运动发育遵循以下几种顺序:

1. **从头向尾发育** 宝宝的姿势、运动发育是从抬头、竖头开始向坐位、爬行、立位、步行发育。也就是从颈椎开始逐渐发育至胸、腰、骶椎,由头向尾的发育过程。

2. **由近位端开始向远位端发育** 即由中枢向末梢方向发育,如上肢运动功能的发育是在获得稳定的肩胛带后,手指的精细运动才得以发育,前者的发育为后者做准备。在儿童正常发育规律中,运动能力与姿势控制的发育不是截然分开的,由头向尾的发育与由近位端向远位端的发育两者间存在着相互作用,这种作用发生于各个方向,比如头控制的发育某种程度上是躯干控制和肩胛带稳定的基础,而肩胛带的稳定又是手运动的基础,两者是相辅相成的。应注意的是,正常宝宝感觉的发育顺序为从远位端向近位端发育,与运动发育的顺序相反。

3. **由全身整体运动向分离运动分化** 正常宝宝开始运动时,呈全身整体运动,比如翻身开始时没有分离动作,全身整体地翻身如同原木翻滚,渐渐地开始出现身体的一部分与整体分离进行活动,进一步组合为屈曲运动与伸展运动等各种不同的运动模式。早期的分离运动只是不规则地出现,随着中枢神经系统的不断发育成熟,整体运动被抑制,选择性、分离、精细动作逐渐出现,直至持续存在。

4. **由矢状面向冠状面、再向水平面发育** 正常宝宝在不断获得姿势控制的发育过程中身体各个面上运动发育的顺序如下:①应用抗重力伸展与抗重力屈曲获得在矢状面上的姿势、运动的控制;②利用侧屈运动学习并获得在冠状面上的矫正反应;③通过体轴内的回旋获得在水平断面上的姿势控制。当然,在各个发育阶段中存在着上述三者各自重复的过程。

三、神经反射的发育由原始向高层次

正常宝宝神经反射的发育是从原始水平的反射向高层次的神经反射发育,宝宝神经反射最早出现的是脊髓水平的原始反射,继而出现脑干、中脑所支配的神经反射,最后出现的是大脑皮质水平的神经反射。神经反射的发育水平影响着姿势、运动的发育。上述

所有发育的顺序性,在各个姿位上反复进行着,也就是说这种发育的顺序性首先在仰卧位与俯卧位上发生,继而在坐位、四爬位,最后在立位和步行中出现。而视觉的精细性、眼与手的协调性、感觉至概念的形成过程中运动发育方向则是从垂直向水平,然后再结合于对角线方向。我们仔细观察宝宝叠积木、绘画时可以发现这一特点。

四、姿势、运动发育螺旋式上升

姿势、运动发育是螺旋式上升的过程,而不是境界分明的台阶式上升。比如说流涎,正常宝宝 4~5 个月时,由于刚开始头竖稳,颈肌出现伸展活动,宝宝常为了代偿这一伸展活动而张口流涎。至 8 个月左右时能稳定坐,两手可以自由活动,这时颈肌活动已经自如,张口的代偿动作消失,因而流涎停止。而当宝宝发育到抓物站起阶段时,因需两手抓物用力拉起身体并支持身体,两手被固定而失去自由,再次出现代偿的张口而流涎。当发育到独站阶段时两手彻底被解放,至此张口流涎也彻底停止。

五、运动发育顺序

运动的发育是先粗大运动,然后向精细运动发育。

六、姿势发育顺序

姿势的发育由出生至 3~4 个月前的非对称姿势向对称姿势发育,最终至功能的非对称姿势。非对称姿势受非对称性紧张性颈反射(asymmetrical tonic neck reflex,ATNR)的影响,待此反射消失后,宝宝呈对称姿势。至 4 个半月之后,由于运动的发育,呈现功能的非对称姿势。

七、重心位置

随着宝宝的姿势、运动发育,宝宝身体的基底支持面积逐渐缩小,而重心渐渐抬高。无论在仰卧位还是俯卧位的发育中均可见到这一规律。这是宝宝姿势、运动发育的一般规律,接下来再看看宝宝在不同月龄时正常发育情况。

第二节　正常儿童运动发育规律

一、1 个月宝宝的正常运动发育

1. **仰卧位**　因颈屈肌的控制尚未出现,所以宝宝的头不能保持在中线位置,常偏向一侧,四肢呈现整体屈曲模式,基本对称或稍不对称。

2. **俯卧位**　全身呈屈曲状态,双膝屈曲在腹下,骨盆抬高呈臀高头低的姿势。头转向一侧,也可以出现瞬间抬头(图 2-1)。

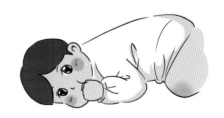

图 2-1　1 个月婴儿俯卧位示意图

15

3. **坐位**　扶持宝宝呈坐位姿势时呈现脊柱完全前屈的全前倾姿势,头部与躯干向前方落下。从仰卧位向坐位拉起时,头部明显滞后。

4. **立位**　扶持宝宝两腋下使其呈立位,可出现新生儿阳性支持反应,向前倾其身体时可出现自动步行。此期由于阳性支持反应似宝宝两下肢负荷体重,实则为反应性的支持。

5. **精细运动**　宝宝手表现为紧紧握拳,物体碰到手时,握得更紧,引出握持反射持续2~3个月,4~5个月宝宝主动握物动作出现时,此反射消失。

6. 宝宝视觉注意因调节晶状体的能力较差,不能准确聚焦以致视物成像模糊,无论物体距眼 1m 或 10m,看到的图像都是模糊的。只能接受单纯和强烈的光线和颜色,例如黑色、白色、大色块或简单的线条及图形,因为头部转动能力有限,眼球追视为主,对于快速运动的物体表现更为明显,追视范围比较小(约 45°),由于眼球控制不充分,可出现单眼看物体的情况。

二、2 个月宝宝的正常运动发育

1. **仰卧位**　头部有时可保持正中位,但维持时间不长。由于非对称性紧张性颈反射的存在,宝宝呈非对称姿势,头扭转的颜面侧上肢与下肢呈整体伸展姿势,而后头侧上、下肢呈整体屈曲模式。

2. **俯卧位**　髋关节进一步伸展,骨盆也更接近支撑面,肩关节外展性活动增加,手稍能承重,可瞬间抬头,至 8 周时头可至中间位,并时而抬头至颜面与床面呈 45° 角,与新生儿期相比,两下肢稍稍外展位,呈头臀同高位姿势。

3. **坐位**　从仰卧位拉起到坐位时,因受视觉和前庭系统的刺激,有时宝宝试着要把头抬起来,但由于颈屈肌抗重力的控制能力未发育成熟,头仍后仰。扶持呈坐位姿势时仍呈躯干前倾,偶尔可见宝宝的头竖直,但仅可保持数秒。

4. **立位**　新生儿阳性支持反应与自动步行消失,扶持宝宝立位时呈现两下肢屈曲状态,扶站下肢不支撑体重。

5. **精细运动**　2 个月宝宝偶尔能张开手,物体放入手中能握住,有时能把手送到口中舔舔。

6. 宝宝眼注视和追视能力逐步提高,追视范围随头部控制能力增强逐渐扩大,追视范围扩大至约 120°。

三、3 个月宝宝的正常运动发育

1. **仰卧位**　宝宝非对称性姿势逐渐减少,开始出现姿势对称,头常保持在中间位,双下肢有时可出现外旋,髋关节有时伸展、有时屈曲,从床面抬起,使身体的基底支持减少。

2. **俯卧位**　颈和躯干上部抗重力肌的发育明显完善,能够开始控制颈部肌肉,宝宝可抬头 45°~90°,手臂能自己前移,并以肘为支点支持躯干,使胸能够离床,呈现头高于臀的姿势(图 2-2)。

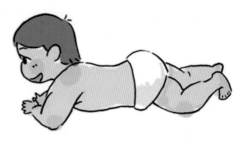

图 2-2　3 个月婴儿俯卧位抬头示意图

3. **坐位** 扶持呈坐位姿势时躯干呈半前倾姿势,宝宝头竖直并保持稳定。仰卧位向坐位拉起时躯干抬起,双下肢呈屈曲位,只有头部偶尔稍稍后垂。

4. **立位** 扶持站立时宝宝两下肢仍然屈曲,但时而有膝关节的伸展,双下肢可稍稍负荷体重。

5. **精细运动** 宝宝双手不再握拳,多数时间打开,可放在中间一起玩,手常常放入口吃得津津有味,将拨浪鼓等带柄玩具放在手中,能握住数秒。

6. 追视能力进一步发育,宝宝的追视范围可达180°,还能追声源。

四、4 个月宝宝的正常运动发育

1. **仰卧位** 非对称性紧张性颈反射消失,宝宝的四肢呈对称姿位,身体保持在中线位,能够把手举到身体上方,并且双手合在一起,出现抓物意识并可能抓住身体中线位玩具(图 2-3),下肢常抬离床面,髋关节屈曲和内收时,能够用手触摸膝关节,开始出现从仰卧翻身到侧卧位与俯卧位。

2. **俯卧位** 宝宝的胸部离床,抬头至 90°,用前臂支持体重,髋关节进一步伸展,背部呈弓状,有时四肢完全伸展,呈现游泳样姿势。

3. **坐位** 宝宝的两上肢呈屈曲状态伸向前方,看似身体向前方倾倒,扶持宝宝腰部时可以呈身体稍前倾的坐位,竖头稳定。当拉起到坐位时,头、颈屈曲肌抗重力能力提高,可保持头和躯干在一条直线上,常会有屈头动作。

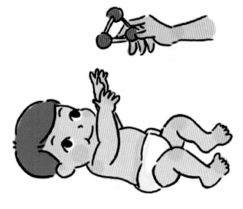

图 2-3 4 个月婴儿抓物示意图

4. **立位** 随着头、颈与躯干控制能力的增强,扶腋下站立时,宝宝能够更多地负荷体重,双下肢伸展,可见有足尖站立,足趾屈曲。

5. **精细运动** 清醒状态时,仰卧位宝宝双手能凑到一起,喜欢在眼前玩弄手指,称之为"注视手的动作",此动作 6 个月以后消失,常常去抓东西,但距离判断不准,手常常伸过了物体,用整个手掌握持物体,手握拨浪鼓等带柄玩具的时间较前增长,而且会摇晃,并用眼睛看手里的拨浪鼓片刻,出现最初的手眼协调。

五、5 个月宝宝的正常运动发育

1. **仰卧位** 随着腹部抗重力屈肌控制力增强,腹部和髋关节屈肌使下肢抬离床面,宝宝的手开始抓住足并放入口中吃,这是宝宝对身体识别发育的重要阶段。宝宝可从仰卧位,或从足到口的姿势翻向一侧,仍能保持对称。

2. **俯卧位** 俯卧位维持伸展姿势,宝宝的肘关节伸展,用双手支持体重,胸离床,支点在腹部,两下肢或一下肢有快速的屈伸运动,可向仰卧位翻身。

3. **坐位** 扶持宝宝腰成坐位时脊柱伸展,头部稳定,手能举起抓握物体。

4. **立位** 扶宝宝腋下站立在腿上时喜上下跳跃。

5. **精细运动** 宝宝出现手的主动抓握动作,但动作不协调,不准确,会玩衣服,把衣服拉到脸上,能玩玩具并将玩具抓握较长时间,往往双手去拿,喜欢把东西放到口中(图2-4)。

六、6 个月宝宝的正常运动发育

1. **仰卧位** 宝宝可抬头,可从仰卧位向俯卧位翻身。髋关节屈曲角度可达 90°,下肢外旋、膝屈曲,两手可抓自己的脚。

2. **俯卧位** 宝宝的双上肢能完全伸展支撑,可使胸廓部位完全从床上抬起,以腹部耻骨联合与手为支撑点,可用一只手支持体重,另一只手抓玩具。

3. **坐位** 宝宝不需扶持可弓背坐,两手在前方支撑可维持脊柱伸展状态的短时间坐位。从仰卧位向坐位拉起时头仍前屈,且宝宝表现十分兴奋,可以与牵拉的检查者协力主动坐起。

4. **立位** 双下肢负荷体重的时间延长,扶持宝宝站立时继续有跳跃动作。

5. **精细运动** 6 个月宝宝可迅速伸手准确地拿取悬垂在胸前的物体,会撕纸玩,当手中拿着一块玩具再给另一块玩具时,会扔掉手中原有的玩具然后去接新的玩具,用全手抓玩具,双手拿玩具时都可握持玩具,能握奶瓶,玩自己的脚。

七、7 个月宝宝的正常运动发育

1. **仰卧位** 宝宝双手可抓脚并放入自己的口中,可抬起臀部与肩部,基底支持面积最小。上、下肢呈现各种各样的姿势与运动模式组合。

2. **俯卧位** 宝宝躯干控制很好,不需要用下肢来固定姿势,经常翻身到仰卧位,能较好地控制自己的头、颈、肩胛带、躯干和骨盆,经常于侧卧位玩玩具。用一手支撑在侧卧位上的玩耍,可锻炼屈曲侧肌肉及肩胛带肌肉,促进姿势的稳定性。从俯卧位向后到四点位置,呈狗熊爬姿势,能往后移动。

3. **坐位** 宝宝能很好控制躯干,常将下肢外展外旋固定坐姿,上肢能自由地玩耍。前方保护伸展反应出现(图2-5)。

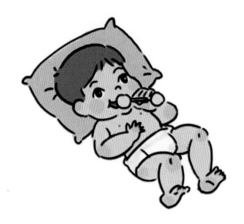 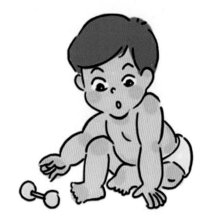

图2-4 5个月婴儿抓玩具入口示意图　　　图2-5 7个月婴儿取物示意图

4. **立位** 协助站立位后,宝宝能用双手扶物维持站立姿势,多用上肢控制身体的稳定。

5. **精细运动** 宝宝能用拇指及另外 2 个手指握物,会用一只手去触物,能自己将饼干放入口中,手中有玩具再给一个玩具时,可以将玩具从一只手倒换到另一只手上,再接这个玩具,会模仿堆积木。

八、8 个月宝宝的正常运动发育

1. **坐位** 因为宝宝能从仰卧位侧翻身坐起,坐位时视野更开阔,能看到丰富的外部世界,所以宝宝多在仰卧位坐起,出现坐位侧方平衡,能用单手支撑去拿旁边的物品。

2. **俯卧位** 宝宝可以用双手或肘部支撑,胸部离开桌面但腹部不离桌面爬行,称为腹爬,可见下肢交替动作。

3. **立位** 可从坐位抓住围栏到跪位再到立位姿势,大部分靠上肢的力量使自己站起来,已能很主动地控制并活动躯干、骨盆和下肢,但还没有能力在站姿进行稳定的重心下移,必须靠跌的方式使自己坐下来。

4. **精细运动** 宝宝可以用桡侧手掌或桡侧手指抓握,出现拇指和示指对捏起桌上的小物体,会用多种方法玩同一个玩具,如放入口中咬、敲打、摇晃等,能将物体递给旁边的人,但还不知道怎样松手、怎样给,喜欢从高椅或是小车上故意让物体掉下去。

九、9 个月宝宝的正常运动发育

1. 宝宝这个时候体位的转换比较容易,躺、坐、爬非常容易,爬是单独移动的首要方法。

2. 宝宝常从跪位,将自己拉起成站立位,也可从半跪姿势到站立位,站立时出现单足不承重、重心移至承重足、承重侧下肢拉长,对侧下肢侧屈,没有承重的足外展并向前屈曲等,此为侧方重心转移的交替现象。能扶栏杆蹲下拾物站起,有的宝宝可扶着栏杆、家具、墙壁行走。

3. **精细运动** 宝宝能双手拿物体对敲,可用拇指和示指捏起小物体(大米花、葡萄干等)。

十、10 个月宝宝的正常运动发育

1. **坐位** 可长时间独坐,脊柱完全伸展,后方保护伸展反应出现,在坐位上向各方向倾倒都可以自我调整,伸出上肢支撑。

2. **俯卧位** 宝宝抗重力能进一步增强,能用手和膝关节支撑爬行,腹部离开床面,称为四爬(图 2-6)。

3. 宝宝要拉起站立时,常使用的方法是半跪,但是宝宝依然缺乏对这种姿势的控制。可以是膝立位、单膝立位的姿势,可在这种姿位上向前迈出一侧下肢,全足着地。继而用两上肢将自己身体拉起成立位。

4. **精细运动** 宝宝可用拇指与另一手指准确捏起直径 0.6cm 的串珠,很熟练,可用示指触物,能扔掉手中的物品或主动将手中物品放下,向宝宝索取玩具时,不松手。

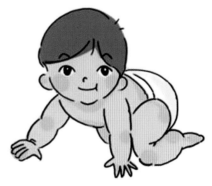

图 2-6 10 个月婴儿膝手爬示意图

十一、11 个月宝宝的正常运动发育

1. 宝宝会使用更多方法控制活动,增加探索性活动。坐姿可有长坐位、侧坐位。因为平衡反应很好,会使用躯干平衡反应来做很多动作,如坐姿→四点位→爬→跪→半跪→抓站。

2. 在站立位时,会尽量减少用上肢增加稳定性。多用髋关节和足部控制,用足的外展增大稳定的支持面。当牵着两手或一手步行时,步幅大,躯干控制较好。

3. **精细运动** 宝宝喜欢将物体扔到地上听"啪嗒,啪嗒"的响声,主动打开包方积木的花纸。

十二、12 个月宝宝的正常运动发育

1. 宝宝可以独自步行,称为独走阶段。由于个体差异,发育速度有所不同。有的宝宝独走较早,有的则较晚,一般不应晚于 18 个月。

2. **精细运动** 宝宝可以用拇指与示指捏较小的物体,单手抓 2~3 个小物品,会轻轻抛球、会将物体放入容器中并拿出另一个。全手握住笔在纸上留下笔道。

十三、15 个月宝宝的正常运动发育

1. 宝宝独走稳、能蹲着玩。

2. **精细运动** 宝宝能搭 2 块或 3 块积木(边长 25cm 的正方体),用匙取物,全手握笔,自发乱画(图 2-7),会打开盒盖(不是罗纹的),能倾斜瓶子倒出小物体,然后用手去捏。

十四、1 岁 6 个月宝宝的正常运动发育

1. 宝宝喜欢拉玩具车走,能爬台阶。

2. **精细运动** 宝宝可以搭 3~4 块积木,能几页几页翻书,用小线绳穿进大珠子或大扣子孔,用匙外溢,自发地从瓶中倒出小丸。

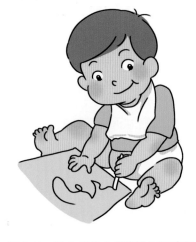

图 2-7　15 个月幼儿模仿乱画示意图

十五、24 个月宝宝的正常运动发育

1. 宝宝能跑步、双足跳、踮着足尖走或以足跟走,双足交替下楼。

2. **精细运动** 宝宝可以搭 6~7 块积木,会转动门把手,旋转圆盖子,穿直径 1.2cm 的串珠,正确用勺,用匙稍外溢。开始用手指握笔,模仿画垂直线,能一页一页翻书。

（王跑球）

参考文献

1. 陈秀洁.小儿脑性瘫痪的神经发育学治疗法.河南:河南科学技术出版社,2002.
2. 李海华.小儿发育及脑瘫康复训练图解.哈尔滨:黑龙江科学技术出版社,2006.
3. 李晓捷.实用小儿脑性瘫痪康复治疗技术.2 版.北京:人民卫生出版社,2016.

3

第三章
儿童运动发育的促进训练

儿童运动训练概述

运动疗法是以徒手以及应用器械进行运动训练来治疗伤、病、残患儿,恢复或改善功能障碍的方法,是治疗机体功能障碍,矫正运动姿势异常的方法。

儿童运动疗法目的在于改善功能、抑制不正常的姿势反射、诱导正常的运动发育。国内外目前较常用的方法有神经发育学疗法(Vojta 法、Bobath 法、Rood 法等)、上田正法、本体感觉神经肌肉促进技术(proprioceptive neuromuscular facilitation,PNF)、强制性诱导疗法、引导式教育等。

一、运动疗法的目的

运动疗法可以看作是儿童运动障碍的直接治疗方法。从障碍和运动疗法的关系来看,运动功能障碍的康复途径应为:针对关节活动度运动、肌力增强运动、伸展运动、神经系统促通等。能力障碍的康复措施,如改善日常生活活动能力(ADL)的方法应为:伴有辅助用具的使用,如杖、矫形器、轮椅的运动疗法和对基本动作训练等。社会参与能力的提高措施应为:在教育的同时促进正常运动发育、预防能力低下和维持肌力等。目的归纳如下:

1. 运动时抑制不必要的肌肉收缩。
2. 降低肌张力,扩大关节活动度。
3. 增强肌力和耐力。
4. 保持适当的肢位和体位,改善神经肌肉的功能,进行再教育。
5. 保持各肌群相互间的协调性。
6. 力求获得基本动作,从卧位、坐位、立位到步行的顺序。

为完成上述康复目的,在运动疗法实施中要与宝宝保持良好的人际关系,建立信赖关系,鼓励宝宝主动练习。同时,对宝宝来说,父母和家属的参与对于完成训练也是十分必要的。

二、训练原则

遵循儿童运动发育的规律和阶段进行康复训练,在已建立的运动功能基础上,促进下一阶段的运动功能。

按照阶段螺旋式规律发育,1 岁以前婴儿粗大运动功能发育分为 4 个阶段:

1. **第一阶段(0~3 个月)** 以头颈上肢带功能发育为主,表现为竖头、抬头、双手中线活动、肘支撑等运动功能的建立。

2. **第二阶段(4~6 个月)** 以上肢、躯干功能发育为主,表现为手支撑,翻身、坐位前方平衡等运动功能的建立。

3. **第三阶段(7~9 个月)** 以躯干向下肢带发育为主,表现为坐位平衡进一步发育成熟,腹爬、四爬、扶物站起及扶物站立等运动功能的建立。

4. **第四阶段(10~12个月)**　以立位和行走发育为主,表现为独站、扶走到独走等运动功能的建立。

三、儿童运动疗法的要点及特点

主要包括头部的控制、支撑起立功能训练、翻身训练、坐位训练、四爬和高爬的训练、立位训练、步行训练及步态改善和实用性训练等。儿童运动疗法不仅要纠正异常姿势和异常运动模式,更要重视功能的建立;不仅要解决局部问题,更要提高整体运动功能;可适当进行被动运动训练,但主要应采用诱导运动、主动运动以及运动感知与运动认知等使患儿学习建立和巩固所期待的功能的训练;训练过程中应注重针对性、个性化、多系统、多角度;训练主要采用多种技术与方法的联合运用;康复训练要避免过度训练。

第二节　粗大运动功能一阶段(0~3个月)运动训练对策

一、粗大运动功能训练主要目标

1. 头部控制,抬头。
2. 对称姿势的建立,能吃到手。
3. 抑制原始反射。

俯卧位抬头是儿童粗大运动功能发育过程中出现的第一个具有里程碑意义的大动作。头部控制能力对于儿童的整体运动以及日常生活动作等高级运动功能的发育有着非常重要的作用。如果宝宝不能充分地控制头部,将会阻碍其学习高一级的运动功能,并可由于头部的异常姿势而导致全身的异常姿势和运动。

运动障碍的儿童头部控制能力差的原因大多由大脑损伤所致运动发育障碍引起,其早期的异常症状常常首先表现为竖头发育时间延迟,或者是常以异常的、未成熟的姿势与运动模式竖起头部。

怎么做才能帮助头部控制能力差的宝宝?

我们可以通过抑制头背屈,角弓反张,左右不对称,促进头部立直反射出现,头部回旋,提高颈部肌群抗重力能力等训练来提高宝宝头部控制能力。

二、促进头部控制能力的训练方法

(一)仰卧位抱球姿势训练

头喜向后仰,打挺,角弓反张,姿势左右不对称的宝宝可以采用仰卧位抱球姿势训练。

【训练目的】

抑制头背屈,角弓反张,促进宝宝仰卧位姿势的对称性。

【操作方法】

宝宝取仰卧位,头部垫上小枕头,训练者双手分别握住宝宝双下肢小腿,抬起臀部,使其头颈、躯干屈曲,然后双手分别握住宝宝双手(双手分别同时抓住宝宝小腿和手),使四肢对称屈曲,似抱球状态(图 3-1,视频 3-1)。每次维持 30 秒,休息 10~15 秒,再做 30 秒,休息 10~15 秒,反复 3~5 次为一组,每日做 2 组。

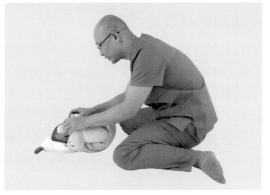

视频 3-1 仰卧位抱球姿势训练

图 3-1 仰卧位抱球姿势训练

【注意事项】

抱球姿势训练应注意宝宝保持头部居中;防止脊柱过度弯曲。

(二) 促进头部抗重力能力训练

头部控制能力差,不能竖头的宝宝可以采用促进头部抗重力能力训练。

【训练目的】

促进头部抗重力屈曲,头部立直反射发育。

【操作方法】

宝宝取仰卧位,训练者双手分别扶住宝宝双肩,将宝宝拉至身体与水平面呈 45° 时,停顿片刻,诱导宝宝头颈部肌肉主动收缩,使头前屈,然后继续慢慢将宝宝拉至体轴与水平面呈 90°。再将宝宝缓慢向后倾倒,在向后缓慢倾倒的过程,诱导宝宝头颈向前屈曲保持(图 3-2)。反复训练。

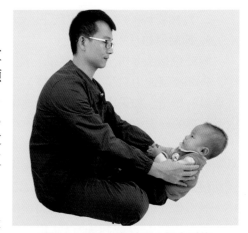

【注意事项】

动作速度要缓慢,要充分诱发宝宝头前屈运动的出现,进而促进宝宝头立直反射建立。

图 3-2 促进头部抗重力能力训练

(三) 仰卧位拉起头抗重力训练

建立了初步竖头能力,头控能力仍需加强的宝宝可以采用仰卧位拉起头抗重力训练。

【训练目的】

促进宝宝头颈抗重力屈曲能力发育,加强头部控制能力。

【操作方法】

宝宝取仰卧位,训练者坐于宝宝对面,握其双手腕部,将宝宝拉至体轴与水平面呈 45° 时,停顿片刻,诱导宝宝主动收缩上肢使肘关节屈曲,保持头立直位,然后继续慢慢将宝宝拉至体轴与水平面呈 90°,训练过程中可使用玩具逗引宝宝使其头部主动屈曲(图 3-3,视频 3-2)。

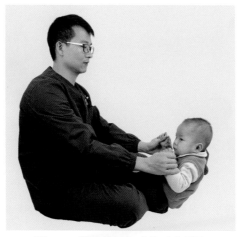

视频 3-2 仰
卧位拉起头
抗重力训练

图 3-3　仰卧位拉起头抗重力训练

【注意事项】

拉起的过程要缓慢,让宝宝有充分的反应时间。

（四）俯卧位肘支撑抬头训练

建立初步的控头能力及竖头能力,头能保持居中,但俯卧位抬头仍欠佳的宝宝可以采用俯卧位肘支撑抬头训练。

【训练目的】

促进宝宝俯卧位起立机能发育,上肢负重能力,抬头能力的建立以及头部回旋。

【操作方法】

宝宝取俯卧位,训练者可扶持宝宝肘关节,给予帮助,宝宝双肘关节分开与肩同宽,肘关节屈曲 90°,以肘关节为支点,前臂支撑,促使宝宝头胸部抬起,在训练过程可以用玩具,诱导宝宝抬起头并左右回旋（图 3-4）。

【注意事项】

根据宝宝的情况,调节辅助力度,负重的上肢应保持垂直床面。

（五）俯卧位滚筒上抬头训练

建立初步的控头能力及竖头能力,头能保持居中,但俯卧位抬头仍欠佳的宝宝可以采用俯卧位滚筒上抬头训练。

【训练目的】

促进宝宝抬头,脊柱伸展,抑制紧张性迷路反射（tonic labyrinthine reflex,TLR）。

【操作方法】

让宝宝俯卧于滚筒 / 毛巾卷上,滚筒放置于腋下,双上肢伸展在前方越过滚筒,训练者按压宝宝臀部,使其脊柱伸展,髋关节伸展,训练过程中训练者可用玩具诱导宝宝抬起头并左右回旋（图 3-5）。

【注意事项】

抬头不要过高,不要产生过度的颈部伸展,头部后仰为宜,滚筒大小要与宝宝相适应。如果没有滚筒,可以用小被子卷成简易滚筒。

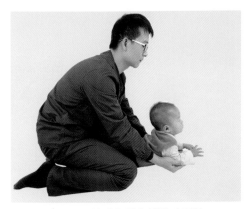

图 3-4　俯卧位肘支撑抬头训练

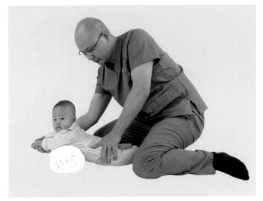

图 3-5　俯卧位毛巾卷上抬头训练

(六) 球上抬头训练

当宝宝具备初步抬头能力,但抬头不能持久,可以采用球上抬头训练。

【训练目的】

促进宝宝俯卧位抬头能力。

【操作方法】

将宝宝俯卧于大球上,双上肢向前伸展,训练者双手扶持宝宝髋关节,同时用力向下按压宝宝臀部,并将球向前向后滚动,使宝宝身体随之移动,从而利用头部矫正反应来诱发抬头训练(图 3-6)。

【注意事项】

滚动速度不宜过快,注意安全。

三、双手中线活动促通训练

3 个月左右,仍不能吃到手,双手在身体两侧,不能向中间活动的宝宝可采用双手中线活动促通训练。

【训练目的】

促进宝宝双手中线活动,手入口,抑制双上肢后伸(飞机手)。

【注意事项】

双上肢后伸,肩关节紧张的宝宝,双上肢抱于胸前牵伸时间可延长(图 3-7)。

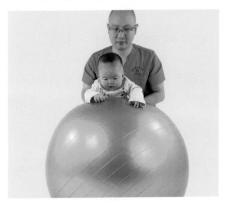

图 3-6　球上抬头训练

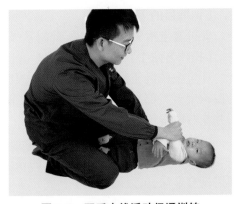

图 3-7　双手中线活动促通训练

四、俯卧位手移位训练

宝宝粗大运动功能发育到 2~3 个月水平,有部分抬头能力,俯卧位手在身体两侧时不能向上移动即可开始进行俯卧位手移位训练。

【训练目的】

促进宝宝上肢带功能发育,为俯卧位肘支撑建立做准备。

【操作方法】

宝宝取俯卧位,双上肢放置于身体两侧,训练者一手压着宝宝一侧臀部,并将宝宝这一侧身体稍稍抬起,诱导宝宝这一侧的上肢向上移动到头端,然后训练者一手压着宝宝另一侧臀部,稍稍抬起另一侧身体,诱导宝宝另一侧的上肢向上移动至头端(图 3-8,视频 3-3)。

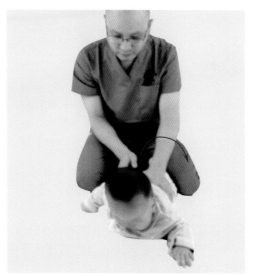

视频 3-3 俯卧位手移位训练

图 3-8 俯卧位手移位训练

【注意事项】

宝宝刚开始训练,上肢移动能力差时,可以先被动移动上肢数次,辅助宝宝将上肢向上移动。

第三节 粗大运动功能二阶段(4~6 个月)运动训练对策

粗大运动功能发育到第二个阶段(4~6 个月水平)时,开始由头颈带功能向上肢带躯干功能发育。

一、粗大运动功能训练主要目标

1. 头部控制能力的完全发育成熟。

2. 上肢负重及俯卧位起立机能,上肢保护性伸展。

3. 翻身。

4. 坐位前方平衡功能。

二、粗大运动功能发育的训练方法

(一) 坐位头部加压稳定性训练

当实际年龄达到 4 个月以上,竖头和头控能力仍欠佳的宝宝可以采用坐位头部加压稳定性训练。

【训练目的】

促进宝宝头的稳定,头颈部肌群肌力平衡发育。

【操作方法】

宝宝取床上坐位。训练者坐于宝宝后方,身体靠着宝宝,一只手扶持宝宝下颌部,固定宝宝的头颈,头保持中立位,并使宝宝脊柱伸直,另一只手空心掌置于宝宝头顶部,避开前囟,向下轻轻用力加压(图 3-9)。

【注意事项】

压迫的力度与宝宝相适应,随时注意宝宝反应,宝宝脊柱保持伸直。

(二) 坐位头抗重力训练

当实际年龄达到 6 个月以上,竖头和头控能力仍欠佳的宝宝可以采用坐位头抗重力训练。

【训练目的】

促进宝宝头颈抗重力屈曲能力发育,加强头部控制能力。

【操作方法】

宝宝取床上坐位。训练者坐于宝宝后方,双手分别放于宝宝腰部扶持其身体,训练者将宝宝的身体向后倾,由于头直立反射,宝宝头部会向前屈曲。在倾斜过程也可以轻轻摇动宝宝的身体,使宝宝能更好地保持头直立(图 3-10)。

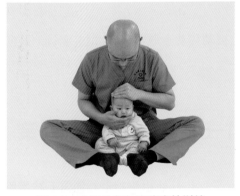

图 3-9 坐位头部加压稳定性训练

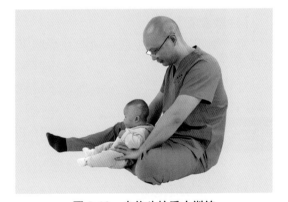

图 3-10 坐位头抗重力训练

【注意事项】

倾斜的速度要缓慢,让宝宝有充分的反应时间,倾斜的角度要适当,使宝宝的头部保持在接近直立的位置上。

（三）球上坐位促进头部控制能力的训练

宝宝实际年龄达到 6 个月，头部稳定性仍较差，头部控制能力欠佳，可以采用球上坐位促进头部控制能力的训练。

【训练目的】

促进宝宝头部稳定性，促进头颈部的伸展和屈曲统合，促进头颈部矫正反应，促进躯干的矫正及平衡反应。

【操作方法】

让宝宝坐于球上，训练者在其身后扶持宝宝，将球向前向后缓慢滚动，随着球的滚动，宝宝为了维持姿势，头颈、躯干为保持竖直进行调整从而促进头部稳定、躯干的矫正及平衡反应（图 3-11）。

【注意事项】

根据宝宝情况扶持其骨盆、腰部或肩等部位（宝宝能力越差，训练者扶持的部位就要越高）。球的滚动速度要缓慢，幅度逐步加大，要让宝宝有充分的反应时间。

（四）上肢的支撑与保护性伸展训练

发育正常的儿童发育到第二阶段，当身体失去平衡时会自发地出现双上肢的保护性伸展与支撑，而许多运动障碍的宝宝由于运动发育的落后和脑损伤导致异常的姿势及肌力低下，不能建立对自身的保护及支撑，进而影响到整个大动作的发育。所以当宝宝粗大运动功能达到第二阶段（4~6 个月）时，要帮助宝宝提高上肢的负重能力及诱发出上肢的保护性伸展及支撑。

1. 俯卧位肘支撑加压训练　宝宝俯卧位建立了肘支撑后即可采用俯卧位肘支撑加压训练。

【训练目的】

促进宝宝上肢负重支撑能力发育。

【操作方法】

宝宝取俯卧位，以肘关节为支点，双肘分开与肩同宽，屈肘 90°，上臂垂直床面，前臂为支撑面，然后让宝宝头胸部向上抬起，训练者将手置于其肩关节处并向下加压，增强其上肢肩、肘关节的负重能力，并可使宝宝身体缓慢地向左右方向移动，促进俯卧位重心的转移（图 3-12）。

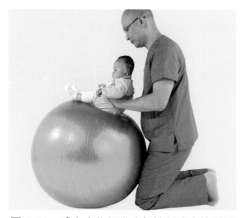

图 3-11　球上坐位促进头部控制能力的训练

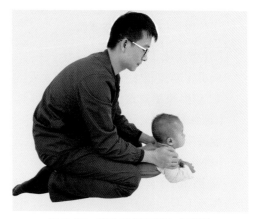

图 3-12　俯卧位肘支撑加压训练

【注意事项】

按压过程训练者动作要轻柔并与宝宝具体能力相符,双肘分开与肩同宽。

2. 球上肘支撑训练　上肢负重能力差,俯卧位上肢没有支撑能力,头胸部不能抬起,或抬头不能持久的宝宝,可以采用球上肘支撑训练。

【训练目的】

促进宝宝抬头能力及俯卧位起立机能。

【操作方法】

将宝宝俯卧于大球上,训练者可扶持其肘关节,使肘关节分开与肩同宽,肘关节屈曲90°,帮助宝宝以肘关节为支点,前臂负重支撑,促使宝宝头胸部抬起,训练过程可以用玩具诱导宝宝抬起头并左右回旋。同时训练者使球滚动,促进宝宝主动抬头及提高头控能力,促进俯卧位重心转移(图 3-13)。

【注意事项】

上肢应保持垂直位,根据宝宝情况调整辅助力度。球滚动的速度要缓慢。

3. 俯卧位肘支撑重心转移训练　宝宝俯卧位肘支撑建立后即开始重心转移训练。

【训练目的】

促进宝宝俯卧位肘支撑重心转移发育,促进躯干的控制。

【操作方法】

宝宝取俯卧位,以肘关节为支点,双肘分开与肩同宽,屈肘90°,上臂垂直床面,前臂支撑,头胸部抬起,训练者利用玩具逗引宝宝,一侧上肢肘支撑身体,另一只手抬起抓握玩具(图 3-14)。

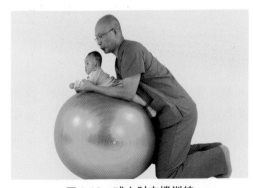

图 3-13　球上肘支撑训练

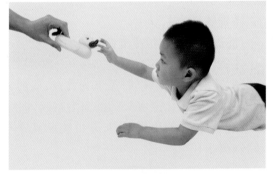

图 3-14　俯卧位肘支撑重心转移训练

【注意事项】

玩具不要放得太高,导致难度太大,影响宝宝的兴趣,并要避免宝宝头后仰。

4. 楔形垫手支撑训练　宝宝俯卧肘支撑建立后即开始楔形垫手支撑训练。

【训练目的】

促进宝宝上肢负重能力,俯卧位起立机能。

【操作方法】

宝宝俯卧于楔形垫上,头肩上肢伸出楔形垫,让宝宝借助楔形垫用上肢负重支撑并抬起头颈及上身。刚开始训练时训练者可以帮助宝宝把肘关节伸直,辅助宝宝进行手支撑训练。训练过程可用玩具诱导宝宝抬头或头部左右回旋(图 3-15)。

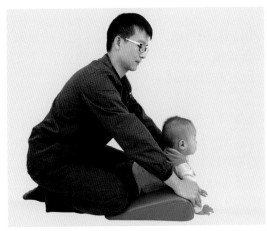

图 3-15 楔形垫手支撑训练

【注意事项】

楔形垫高度与宝宝相适宜,手指要张开,不要握拳。如果没有楔形垫,可以用小被子卷成简易滚筒代替。

5. 俯卧位手支撑训练 宝宝俯卧位肘支撑建立后即开始手支撑训练促进上肢负重能力的进一步发育。

【训练目的】

促进宝宝上肢负重能力,俯卧位起立功能发育。

【操作方法】

宝宝取俯卧位,双上肢在前方,训练者双手扶持宝宝肘关节,使肘关节伸直,并向下移动上肢,使其以手支撑抬起上身。当宝宝能力提高,训练者可以尝试松开扶持肘关节的双手,让宝宝独自用上肢支撑身体。如果出现身体晃动,训练者可以扶持宝宝腰部,限制身体晃动。在训练过程并可用玩具诱导宝宝抬头或头部左右回旋(图3-16)。

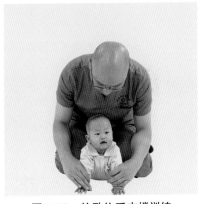

图 3-16 俯卧位手支撑训练

【注意事项】

玩具高度不要过高而导致宝宝头抬太高,避免引起头背屈,注意辅助的力度,双手与肩同宽。

6. 楔形垫手支撑加压训练 当宝宝楔形垫上独自手支撑能力建立后,仍需加强上肢负重支撑能力可进行加压训练。

【训练目的】

进一步促进宝宝俯卧位手支撑及上肢负重能力。

【操作方法】

在楔形垫手支撑训练的基础上,训练者在宝宝肩关节处加压,并可使宝宝身体缓慢地向左右方向移动,促进俯卧位重心的转移(图3-17)。

【注意事项】

楔形垫高度与宝宝相适宜,按压的力度要轻柔,宝宝手指要张开,不要握拳。

7. 俯卧位手支撑加压训练　宝宝俯卧位肘支撑建立后,手支撑建立不成熟、不持久、不稳定可以采用俯卧位手支撑加压训练。

【训练目的】

促进宝宝俯卧位手支撑及上肢负重能力,俯卧位起立机能发育。

【操作方法】

宝宝俯卧位,上肢支撑抬起上身,双手分开的距离与肩同宽,上肢垂直床面。训练者双手扶住宝宝双肩轻轻向下加压,同时可使宝宝身体缓慢地向左右方向小幅度移动,来促进俯卧位重心的转移(图 3-18)。

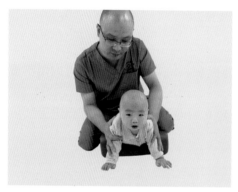

图 3-17　楔形垫手支撑加压训练

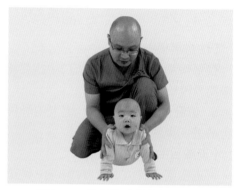

图 3-18　俯卧位手支撑加压训练

【注意事项】

按压的力度要轻柔缓慢,与宝宝能力相适应,手指要张开,不要握拳。

8. 单手支撑训练　双手支撑建立成熟即可进行单手支撑训练。

【训练目的】

促进宝宝上肢负重能力,重心左右转移,促进上肢保护性伸展反射。

【操作方法】

宝宝俯卧位双上肢支撑抬起上身,训练者利用玩具诱导宝宝抬起一侧上肢抓握玩具。另一侧上肢支撑维持躯干稳定,抬起上身,两手交替进行(图 3-19)。

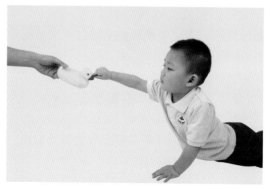

图 3-19　单手支撑训练

【注意事项】

如果宝宝躯干稳定性差,难于维持支撑,训练者可以用手控制宝宝骨盆,协助宝宝进行训练,随着宝宝能力提高,逐步解除协助。注意宝宝手指要张开,不要握拳。

(五) 手口足协调训练

宝宝能从仰卧位翻身成俯卧位后即可进行手、口、足、眼协调训练。

【训练目的】

抑制不对称姿势,角弓反张,促进宝宝手、口、足、眼协调运动、仰卧位平衡反应发育,增强腹部肌群肌力。

【操作方法】

宝宝仰卧位,训练者诱导宝宝双手抓住双足,抬高宝宝的双下肢和骨盆向口方向靠拢(图 3-20)。

【注意事项】

训练中以诱导为主。

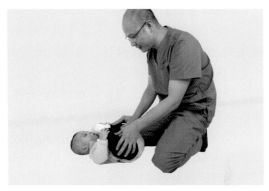

图 3-20　手口足协调训练

(六) 促进翻身能力的运动疗法

1. 翻身在宝宝粗大运动功能发育中的重要性　翻身是卧位向直立位动作发育的中继,翻身是宝宝首先建立的移动功能,宝宝可以通过翻身移动身体,探索外界,找到自己心爱的玩具,翻身功能建立是儿童粗大运动功能第二阶段(4~6 个月)的主要目标。

2. 翻身运动发育的必需条件

(1)需获得良好的肘支撑能力。

(2)能够在俯卧位(肘支撑或手支撑条件下)进行重心的左右转移,例如,在俯卧位时能用一侧肘支撑或手支撑而抬起另一侧上肢抓玩具。

(3)颈矫正反应、身体—身体矫正反应、两栖类反应的发育成熟。

(4)躯干(体轴)回旋能力的建立。

(5)有目的地玩耍的需求,有翻身移动的动机与欲望,如用翻身的方式去移动身体取远处玩具等。

3. 宝宝的翻身顺序　宝宝翻身的顺序可以归纳为以下两种:①由头部开始,首先出现头部的回旋,随之肩胛带,骨盆出现回旋,然后下肢也随之用力翻转过来,即头部→肩胛带→骨盆→下肢的顺序;②与①相反,从下肢骨盆开始,即下肢→骨盆→肩胛带→头部的顺序。如果宝宝翻身模式为骨盆→头部→肩胛带的顺序或固定地用身体反向回旋的整体方式翻身,则为异常的翻身模式。

4. 阻碍翻身运动发育的因素

(1)肌张力异常,无论其增高或低下都会影响翻身运动的建立。

(2)宝宝呈角弓反张的异常运动模式。

(3)原始反射残存,特别是有非对称性紧张性颈反射残存时,影响翻身运动的发育。另外,紧张性迷路反射的存在也影响翻身运动的发育。

(4)未出现颈矫正反应、躯干矫正反应、两栖类反应。

(5)缺乏翻身的动机与欲望,即使宝宝已具备翻身条件,因无欲望也可能不进行翻身运动。

5. 帮助宝宝建立翻身能力的方法

(1)侧卧位体轴回旋模式训练:建立良好头控能力后,不能翻身的宝宝即可采用侧卧位体轴回旋训练。

【训练目的】

促进宝宝翻身能力建立,缓解躯干肌张力。

【操作方法】

宝宝侧卧位,训练者一手置于其肩部前方,另一手置于同侧髋部后面,双手向相反方向用力,使宝宝躯干进行扭转,出现回旋运动(图 3-21)。

【注意事项】

避免头过度后伸出现头背屈(如果头背屈,训练者用下肢挡住头,控制宝宝头部,避免头过度后伸),训练者使用的力度大小应适宜,避免损伤宝宝。

(2)仰卧位下肢骨盆控制翻身训练:建立良好头控能力后,俯卧位能肘支撑,并建立良好的抬头能力,但不能翻身的宝宝,且上半身功能发育欠佳导致翻身困难可采用仰卧位下肢骨盆控制翻身训练。

【训练目的】

促进宝宝从仰卧位向俯卧位翻身,提高腹部肌力。

【操作方法】

宝宝取仰卧位,训练者一只手握其一侧小腿,屈曲髋和膝关节并向对侧轻轻用力带动骨盆,另一只手放于宝宝同侧臀部向对侧推动宝宝身体,使身体产生回旋翻身成俯卧位。左右交替进行训练(图 3-22)。

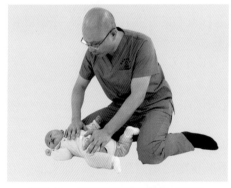
图 3-21　侧卧位体轴回旋模式训练

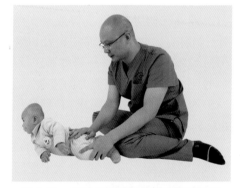
图 3-22　仰卧位下肢骨盆控制翻身训练

【注意事项】

根据宝宝能力给予相适应的辅助,如果回旋过程中头部处于过伸展时,需先修正头部至屈曲位后再进行训练操作。

(3)仰卧位上肢肩部控制翻身训练:建立良好头控能力后,俯卧位能肘支撑,并建立良好的抬头能力,不能翻身的宝宝,且宝宝下肢功能发育欠佳导致翻身困难可采用仰卧位上肢肩部控制翻身训练。

【训练目的】

促进宝宝从仰卧位向俯卧位翻身,提高腹部肌力。

【操作方法】

宝宝仰卧位,训练者向欲翻向侧牵拉一侧上肢,促使宝宝身体回旋,带动下肢,翻身至俯卧位(图3-23)。

【注意事项】

翻身过程中应注意避免头部过度伸展,纠正肩关节后伸的异常姿势后,再进行训练协助,宝宝翻身运动辅助力量要根据宝宝能力施加。

(4)俯卧位肩部控制翻身训练:建立良好头控能力后,俯卧位能肘支撑抬头,不能翻身的宝宝,且宝宝下肢功能发育欠佳导致翻身困难可采用俯卧位肩部控制翻身训练。

【训练目的】

促进宝宝从俯卧位翻身至仰卧位,促进腰背部肌力。

【操作方法】

宝宝取俯卧位,如向左侧翻身时,宝宝左侧上肢屈曲放置于胸下,训练者诱导宝宝右侧上肢伸展支撑抬起身体,躯干向后用力。训练者根据宝宝的情况,适当给予辅助,可将手放置于宝宝肩关节前部轻轻用力向后推动肩部,带动宝宝身体回旋,协助宝宝翻身运动(图3-24)。

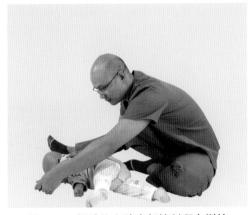

图3-23 仰卧位上肢肩部控制翻身训练

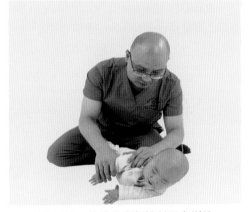

图3-24 俯卧位肩部控制翻身训练

【注意事项】

宝宝翻身训练辅助力量要根据宝宝能力施加,注意保护宝宝安全。

(5)俯卧位下肢骨盆控制向仰卧位翻身训练:建立良好头控能力后,俯卧位能肘支撑,并建立良好的抬头能力,不能翻身的宝宝,且宝宝上半身功能发育欠佳导致翻身困难可采用俯卧位下肢骨盆控制向仰卧位翻身训练。

【训练目的】

促进宝宝从俯卧位翻身至仰卧位,促进腰背部肌力。

【操作方法】

宝宝俯卧位,如向左侧翻身时,训练者用一只手扶持其右侧下肢,屈曲右侧下肢髋膝关节(图3-25A),向后推动宝宝。另一只手扶持其臀部,使身体向后回旋产生翻身至仰卧位(图3-25B)。

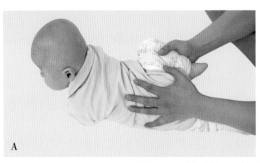
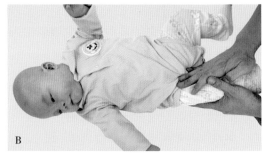

图 3-25　俯卧位下肢骨盆控制向仰卧位翻身训练

【注意事项】

宝宝翻身运动辅助力量要根据宝宝能力施加。

(6)楔形垫上翻身训练:建立良好头控能力后,俯卧位能肘支撑,并建立良好的抬头能力,不能翻身的宝宝可采用楔形垫上翻身训练。

【训练目的】

促进宝宝翻身能力的建立。

【操作方法】

宝宝仰卧(或俯卧)于楔形垫的斜面上,利用楔形垫斜面产生斜向下的动力来辅助宝宝主动翻身运动(图 3-26、视频 3-4)。

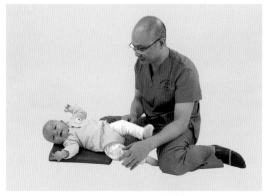

视频 3-4　楔形垫上翻身训练

图 3-26　楔形垫上翻身训练

【注意事项】

楔形垫的高度要与宝宝能力相适应。家中没有楔形垫可以用被子做成简易楔形垫状。

(七)仰卧位、俯卧位平衡反应的训练

1. 平衡反应的建立在儿童粗大运动功能发育过程的重要性　平衡反应的建立标志着大脑皮质功能的完善,正常儿童于生后 6 个月开始出现,相关体位的平衡反应是爬、坐、站、行等运动实现的必要条件。

2. 导致宝宝平衡反应建立困难的原因　运动发育障碍的宝宝由于整体运动模式或肌张力的不协调,往往头、颈、胸、腰、四肢等部位不能协同调整,妨碍了平衡反应的出现。

3. 帮助宝宝建立仰卧位、俯卧位平衡反应的方法

（1）平衡板上仰卧位平衡反应训练：当宝宝建立翻身能力后，但没有建立仰卧位平衡时即进行平衡板上仰卧位平衡反应训练。

【训练目的】

促进宝宝仰卧位平衡反应发育及保护性反应发育。

【操作方法】

宝宝仰卧于平衡板上。训练者缓慢左右倾斜平衡板，诱导宝宝仰卧位平衡反应的出现（图3-27）。

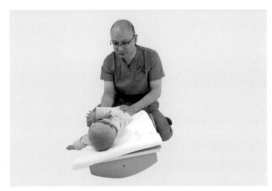

图 3-27 平衡板上仰卧位平衡反应训练

【注意事项】

应缓慢倾斜平衡板以诱导出保护性反应。

（2）球上仰卧位平衡反应训练：当宝宝建立翻身能力后，没有建立仰卧位平衡时即进行球上仰卧位平衡反应训练。

【训练目的】

促进宝宝仰卧位平衡反应发育及保护性反应发育。

【操作方法】

宝宝仰卧于球上，保持头中立位，对称姿势。训练者双手握住宝宝大腿，然后将球轻轻向前后、左右滚动，刺激宝宝身体各部做出调整反应（图3-28）。

【注意事项】

球的滚动速度应缓慢，让宝宝有充分的反应时间。

（3）球上俯卧位平衡反应训练：当宝宝建立双手支持能力，胸部能抬离床面即可进行球上俯卧位平衡反应训练。

【训练目的】

促进宝宝俯卧位平衡反应发育及保护性反应发育。

【操作方法】

宝宝俯卧于球上，保持头中立位，对称姿势，训练者双手扶住宝宝臀部，保持下肢伸展。然后将球滚动，刺激宝宝身体各部做出调整反应（图3-29）。

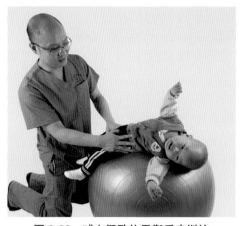

图 3-28 球上仰卧位平衡反应训练

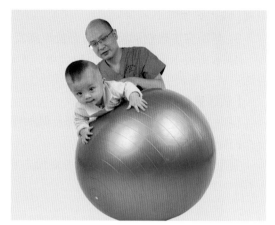

图 3-29 球上俯卧位平衡反应训练

【注意事项】

球的滚动速度应缓慢,让宝宝有充分的反应时间。

(八)坐位功能训练

坐位功能开始建立的标志是无需上肢支撑独自坐稳,能抬起双手抓玩具,并把玩玩具。坐位为向立位发育过程中的中间姿势,宝宝不能坐就不可能站起来、走起来。

1. 宝宝建立稳定坐位功能的必需条件

(1)头部控制能力发育成熟。

(2)俯卧位上肢建立支持,从肘支撑至手支撑。

(3)俯卧位起立机能发育,脊柱伸展至第三腰椎(相当于正常宝宝 6~7 个月时脊柱发育水平)。

(4)髋关节能充分屈曲,并与躯干出现分离动作。

(5)躯干(体轴)具有回旋能力,即肩与骨盆间扭转能力的发育。

(6)躯干矫正反应与平衡反应的发育。

(7)上肢保护性伸展反应出现。

(8)具有姿势转换的能力,即从卧位向坐位转换,从坐位向四点支持位转换。具有 1~4 项的条件,即可获得独立的坐位。若再具备 5~8 项,儿童就可以在坐位上自由玩耍,不会向任何方向倒下,可以向各体位进行转换。

2. 阻碍宝宝建立坐位控制能力的因素

(1)缺乏上述必需条件的 1~4 项。

(2)卧位的平衡反应(倾斜反应)发育不成熟。

(3)肌紧张异常。

(4)原始反射残存。

(5)有异常运动模式。

3. 帮助宝宝建立坐位功能的方法 坐位前方平衡训练:当宝宝坐位功能发育到第二阶段,具备 5 个月运动水平时即可开始坐位的前方平衡训练。

【训练目的】

促进宝宝建立坐位前方平衡。

【操作方法一】

宝宝与训练者均取床上伸腿坐位,训练者在宝宝身后扶持宝宝腰部,辅助宝宝脊柱伸展,同时家长用玩具诱导宝宝抬起双手向前抓物,随着宝宝坐位能力提高,训练者逐步减少辅助力度(图3-30A)。

【操作方法二】

宝宝取伸腿坐位,双上肢在前支撑身体维持坐位,训练者用玩具逗引宝宝,一手在前支撑身体维持坐位,另一只手抬起来抓玩具,左右两手交替进行。坐位能力提高后,让宝宝不需手支撑稳定身体,抬起双手抓玩具(图3-30B)。

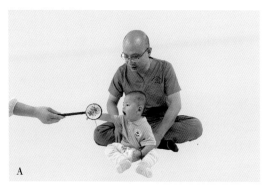

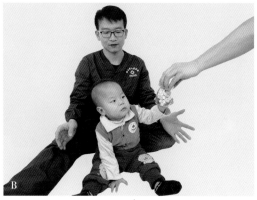

图3-30　坐位前方平衡训练
A.扶腰训练;B.不扶腰训练

【注意事项】

辅助力度与宝宝能力相适应,选用宝宝感兴趣的玩具能更好地促进宝宝训练。

第四节　粗大运动功能三阶段(7~9个月)运动训练对策

7~9个月粗大运动功能水平的发育由上肢躯干开始向下肢发展,建立爬行为主的移动功能,能扶物站起并能主动抓物站立。

一、粗大运动功能训练的主要目标

1. 坐位平衡反应进一步发育。
2. 腹爬、四爬功能建立。
3. 立位下肢负重能力的促通。

二、帮助宝宝建立成熟的坐位平衡的方法

1. 大腿上骑跨坐位促通坐位躯干稳定与回旋训练　当宝宝建立了前方平衡即可开始大腿上骑跨坐位促通坐位躯干稳定与回旋训练。

【训练目的】

促进宝宝坐位上躯干稳定性及躯干的回旋,纠正躯干的紧张,达到稳定的坐位。

【操作方法】

训练者取坐位,双膝关节稍屈曲。训练者双手扶持宝宝的腰部,让宝宝背向训练者骑跨坐于其大腿上。训练者一侧下肢伸展,使其高度下降,从而使宝宝的体重向该侧转移。左右两侧交替训练(图3-31)。

【注意事项】

训练者两下肢交替地屈曲且伸展要缓慢。

2. 坐位体轴回旋训练　宝宝坐位前方平衡发育成熟后即开始进行坐位体轴回旋训练。

【训练目的】

缓解躯干肌痉挛,调节腰背部肌张力,提高腰腹肌,提高坐位能力。

【操作方法】

宝宝取坐位,训练者一手置于肩关节

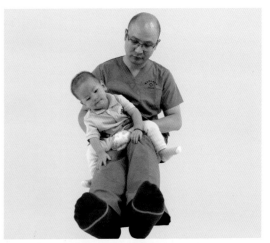

图 3-31　大腿上骑跨坐位促通坐位躯干稳定与回旋训练

后方,一手至置于对侧肩部前方协同用力,使宝宝躯干进行扭转回旋运动(图3-32)。

【注意事项】

训练者用力要适度,避免损伤宝宝。

3. 侧坐位训练　宝宝坐位前方平衡发育成熟后即开始进行侧坐位训练。

【训练目的】

促进宝宝建立侧坐位及保护性伸展反射,为坐位侧方平衡、坐位到四爬位体位转换和四爬做准备。

【操作方法】

宝宝取侧坐位,双下肢向一侧屈曲,如训练右侧坐位时宝宝双下肢向左侧屈曲,右侧臀部负重,左侧臀部不负重,双上肢向右侧支撑,让宝宝维持右侧坐位。随着能力提高,由双上肢支撑,进阶为右手支撑,左手去抓玩具(图3-33)。

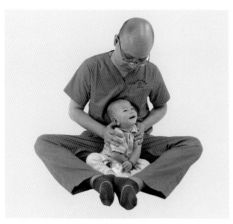

图 3-32 坐位体轴回旋训练

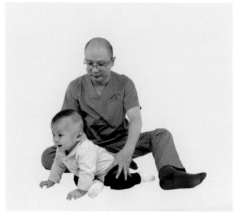

图 3-33 侧坐位训练

【注意事项】

开始时训练者可以给予适当的辅助,辅助要逐步减少,直至宝宝自己可以侧坐。

4. 坐位向侧坐位转换训练 宝宝坐位前方平衡发育成熟后即开始进行坐位向侧坐位转换训练。

【训练目的】

促进宝宝坐位侧方平衡训练,体位转换能力为坐到四爬位转换,及为四爬位建立做准备。

【操作方法】

宝宝取坐位,训练者将玩具放置宝宝身体一侧,诱导宝宝将身体向侧方移动后,用同侧上肢支撑身体,另一侧手抓握玩具(图 3-34)。

【注意事项】

应该选择宝宝感兴趣的玩具,玩具离身体距离要适当。

5. 坐位侧方平衡促通训练 宝宝坐位发育到 6 个月水平,建立坐位前方平衡后即可开始进行坐位侧方平衡训练。

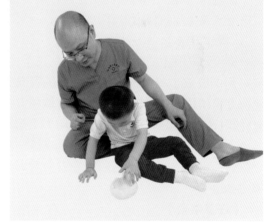

图 3-34 坐位向侧坐位转换训练

【训练目的】

促进宝宝坐位侧方平衡反应及上肢保护性伸展反射发育。

【操作方法一】

宝宝坐位,训练者位于宝宝后方,缓慢用力推动宝宝,使宝宝向侧方失平衡,诱导宝宝失平衡侧上肢向侧方支撑,同时训练者可以将手放置于非支撑侧上肢肩部,向支撑侧方向施加压力,促通坐位侧方平衡反射及上肢保护性伸展反射的出现(图 3-35A)。

【操作方法二】

宝宝伸腿取坐位。训练者位于宝宝后方。双手放于宝宝两侧臀部,轻轻抬起宝宝的一侧臀部,使宝宝身体向对侧倾斜,将体重负荷于对侧臀部上。左右交替进行训练,从而逐渐诱发出宝宝坐位侧方平衡反应(图 3-35B)。

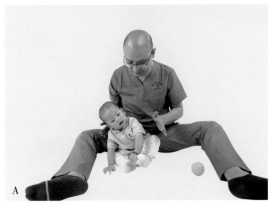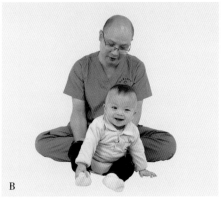

图 3-35　坐位侧方平衡促通训练

【注意事项】

倾斜的幅度不宜过大,倾斜的速度不宜过快。

6. 仰卧位拉起坐训练　宝宝建立了手足口协调以后,能独坐即可进行仰卧位拉起坐训练。

【训练目的】

促进宝宝建立仰卧位到坐位的体位转换,促进宝宝躯干屈肌群的发育。

【操作方法】

宝宝取仰卧位,训练者拉宝宝一只手,宝宝对侧上肢放于身体同侧。然后训练者向对侧前方稍稍用力拉,使宝宝身体向对侧前方抬起,同时诱导宝宝放在身侧的上肢用力支撑身体,完成由仰卧位→单肘支撑→单手支撑→侧坐位→长坐位的姿势转换过程,左右交替训练(图 3-36)。

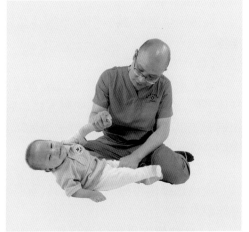

图 3-36　仰卧位拉起坐训练

【注意事项】

刚开始训练时训练者可以用一只手固定宝宝一侧下肢,随着宝宝能力提高,训练时就不需固定。拉起的力度不宜太大,重点在于诱导宝宝配合上肢用力支撑身体完成侧方坐起,直至宝宝独自能坐起。

7. 平衡板上坐位侧方平衡促通训练　宝宝坐位发育到 6 个月水平,建立坐位前方平衡即可开始进行训练。

【训练目的】

促进宝宝坐位侧方平衡反应及上肢保护性伸展反射发育。

【操作方法】

宝宝坐于平衡板上,身体与平衡板呈垂直方向。训练者晃动平衡板,诱导宝宝躯体重心向侧方移动并自动回旋身体保持平衡状态(图 3-37)。

【注意事项】

训练者摇动平衡板的速度要缓慢,摇动的幅度要小,逐渐地将摇动幅度增大,让宝宝有充分的反应时间。

8. 球上坐位侧方平衡训练　宝宝坐位发育到 6 个月水平,建立坐位前方平衡,能抬起双手抓玩具后即可开始进行球上坐位侧方平衡训练。

【训练目的】

促进宝宝坐位侧方平衡反应及上肢侧方保护性伸展反射发育。

【操作方法】

宝宝坐于大球上,训练者跪在宝宝的后方,扶持宝宝腰部或髋关节,将球向左右滚动,诱导宝宝坐位侧方平衡反应及上肢保护性伸展反射发育(图 3-38)。

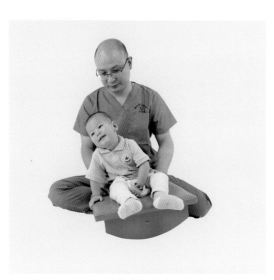
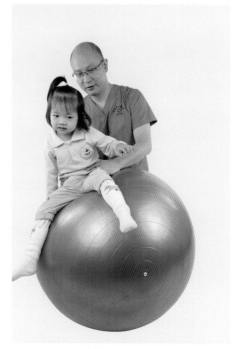

图 3-37　平衡板上坐位侧方平衡促通训练　　　　图 3-38　球上坐位侧方平衡训练

【注意事项】

训练者摇动球的速度要缓慢,摇动的幅度要小,逐渐地将摇动幅度增大,让宝宝有充分的反应时间。

9. 坐位后方平衡反射促通训练　宝宝坐位发育到 7 个月水平,建立坐位侧方平衡即可开始进行坐位后方平衡训练。

【训练目的】

促进宝宝坐位后方平衡反射建立及上肢后方保护性伸展反射发育。

【操作方法】

宝宝取坐位,训练者位于宝宝后方,缓慢用力推动宝宝,使宝宝向后方失平衡,同时诱发宝宝双上肢后伸向后方支撑,诱导坐位后方平衡反应的出现。或宝宝取坐位,训练者位于宝宝后方,协助宝宝双上肢后伸向后方支撑,让宝宝身体向后倾斜,同时训练者双手在宝宝肩部轻轻加压(图 3-39)。

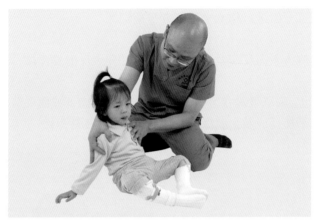

图 3-39　坐位后方平衡反射促通训练

【注意事项】

训练者推动的力量大小适宜,不能太大,让宝宝有充分的反应时间。肩部加压力量要与宝宝能力相适应,逐步加大。

三、促进四点支持位功能发育的训练方法

四点支持位是宝宝将身体从床向上抬起抗重力及四肢与躯干协调发展的重要阶段。

(一) 宝宝建立四点支持位的必需条件

1. 头部控制能力的发育成熟。

2. 脊柱伸展至骨盆,躯干建立稳定性,核心肌群发育成熟才能保证躯干的稳定。

3. 骨盆能抗重力上举,下肢建立支持性。

4. 上肢建立良好的支持,获得用手掌支持体重的能力。

正常儿童大约在 7~8 个月时建立良好的四点支持位,这个阶段俯卧位、仰卧位乃至坐位的平衡反应已经完全建立,儿童可以在四点位上前后左右摇晃身体,练习四点支持位的平衡。

(二) 阻碍宝宝四点支持位建立的因素

1. 必需条件中的 1~4 项未发育成熟。

2. 原始反射残存,应用对称性紧张性颈反射的姿势模式,常见到宝宝上肢支持能力欠佳,头部过度伸展。为了代偿这一姿势异常,宝宝将其臀部下降,不能抬起臀部,宝宝呈现头及上半身抬起,头上举,上肢伸展或下肢过度屈曲的姿势模式导致宝宝不能保持四点支持位。反之,当宝宝头部前屈时呈现上半身下降、上肢屈曲、下肢伸展、臀部抬高的姿势模式导致宝宝不能保持四点支持位。

(三) 帮助宝宝建立四点支持位功能的方法

1. 滚筒上四点支持位训练　宝宝俯卧位双手支撑发育成熟,腹部能抬起,或能抬起

一侧上肢,一侧上肢单独支撑身体,即可采用滚筒上四点支持位训练。

【训练目的】

促进宝宝四点支持位发育,为四点支持体位做准备。

【操作方法】

训练者将滚筒放置在宝宝腹下,宝宝上肢在滚筒前方支持,下肢膝关节屈曲着地支持。刚开始训练时,训练者可以扶持宝宝的腰部或髋关节,维持宝宝四点支持位的稳定(图3-40A),当宝宝四点支持位能力提高后,训练者可以轻轻推动宝宝,使身体前后移动(图3-40B)。

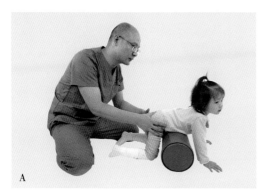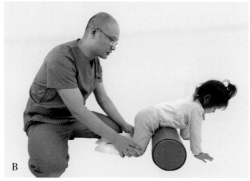

图 3-40 滚筒上四点支持位训练

【注意事项】

训练者固定宝宝的辅助力量要与宝宝能力相适应,推动宝宝的力量及幅度逐步加大,训练过程不能让宝宝失去四点支持位的稳定。滚筒大小不能超过宝宝上肢长度,也可以用训练者下肢替代滚筒。

2. 四点支持位重心移动训练(控制肩部) 宝宝能独自保持四点支持位即可进行四点支持位重心移动训练。

【训练目的】

提高双上肢负重能力、四点支持位平衡反应能力及四点支持位重心移动能力,为四爬做准备。

【操作方法】

宝宝取手膝四点支持位,髋、膝关节屈曲约90°,训练者双手置于其肩部,缓慢于垂直位加压以提高其双上肢负重能力,同时可向前后左右推动宝宝身体,促进宝宝重心左右转移,以提高其上肢负重支撑能力及四点位控制能力(图3-41)。

【注意事项】

训练者加压和推动宝宝的力量要适宜,身体移动的幅度要小,逐渐地将活动幅度增大,

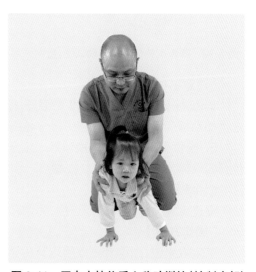

图 3-41 四点支持位重心移动训练(控制肩部)

四点支持位重心转移训练过程中始终保持四点支持位。

3. 四点支持位重心移动训练（控制髋部） 宝宝能独自保持四点支持位即可进行四点支持位重心移动训练。

【训练目的】

提高双下肢负重能力及四爬位平衡反应能力，为四爬做准备。

【操作方法】

宝宝取手膝四点支持位，髋、膝关节屈曲约90°，训练者双手置于其髋部，向下加压以提高其下肢负重，同时可向前后左右推动宝宝身体，促进宝宝重心前后及左右转移，以提高其下肢关节负重能力及四点位控制和平衡能力（图3-42）。

【注意事项】

训练者加压和推动宝宝的力量要适宜，推动的幅度要小，逐渐地将活动幅度增大，重心转移训练过程中始终保持四点支持位。

4. 平衡板上四点支持位平衡训练 宝宝能独自保持四点支持位即可进行平衡板上四点支持位平衡训练。

【训练目的】

提高四点支持位平衡反应能力，为四爬做准备。

【操作方法】

将宝宝放置于平衡板上，宝宝取手膝四点支持位，稳定后训练者摇动平衡板（图3-43）。

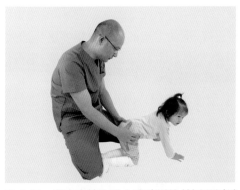
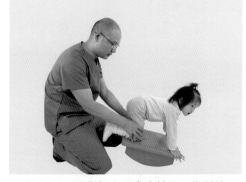

图 3-42　四点支持位重心移动训练（控制髋部）　　　图 3-43　平衡板上四点支持位平衡训练

【注意事项】

训练者摇动平衡板的速度要缓慢，摇动的幅度要小，让宝宝有充分的反应时间，逐渐地将摇动幅度增大，训练过程中宝宝始终保持四点支持位。

5. 坐位到四点体位转换训练 宝宝建立侧方位坐的能力和四点位支持后即开始坐位到四点体位转换训练。

【训练目的】

促进宝宝坐位转换成四点位，为四爬做准备。

【操作方法】

宝宝取坐位，训练者可以用玩具诱导宝宝双上肢向侧方支撑，转换成侧坐位。然后让宝宝将躯干重量转移至双上肢（图3-44A），同时让宝宝骨盆和躯干向另一侧抬起，让宝宝转换成四点支持位(图 3-44B)。

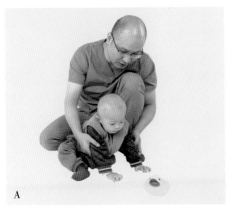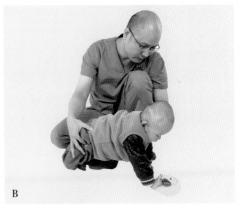

图 3-44　坐位到四点体位转换训练

【注意事项】

可以给予宝宝一定辅助力量,帮助宝宝完成动作,随着宝宝能力提高,逐步减少辅助。

6. 四点支持位到坐位转换训练　宝宝建立侧方位坐的能力和四点位支持后即开始四点支持位到坐位转换训练。

【训练目的】

促进四点支持位到坐位体位转换能力。

【操作方法】

宝宝取四点支持位,如四点位向左侧转换成坐位时,宝宝骨盆髋关节向右侧摆动至地面,以这一侧骨盆为支点,双手向身旁移动靠近身体转换成右侧坐位(图 3-45A),然后训练者可以用玩具诱导宝宝抬起上肢,躯干向左侧用力转换成坐位(图 3-45B)。

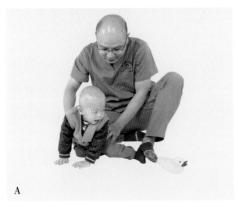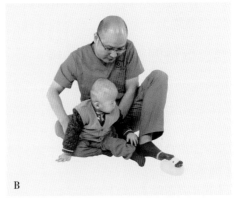

图 3-45　四点支持位到坐位转换训练

【注意事项】

可以给予宝宝一定辅助力量,帮助宝宝完成动作,随着宝宝能力提高,逐步减少辅助。

7. 俯卧位到四点支持位转换训练　宝宝能保持四点支持位但不能从俯卧位转换成四点支持位即可进行俯卧位到四点支持位转换训练。

【训练目的】

促进宝宝从俯卧位转换成四点支持位,为四爬做准备。

【操作方法】

宝宝俯卧位双手支撑,训练者用手刺激宝宝腹部,诱导宝宝双下肢屈曲,抬高骨盆转换成四点支持位。或者先屈曲一侧下肢,然后训练者用手刺激宝宝腹部,诱导下肢屈曲,抬高骨盆转换成四点支持位(图 3-46)。

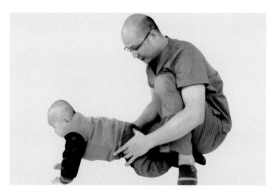

图 3-46　俯卧位到四点支持位转换训练

【注意事项】

训练过程要诱导宝宝主动完成。

8. 三点支撑训练　宝宝建立了四点支持位即可进行三点支撑训练。

【训练目的】

提高上、下肢负重能力,促进宝宝四点支持位平衡能力,为四爬做准备。

【注意事项】

如宝宝一侧肢体能力差,能力差的一侧训练时间应延长,强化其功能,玩具的高度逐步升高,负重侧上肢要保持伸展不能屈曲。

四、促进四爬移动的训练

爬行运动是行走之外具有代表性的移动运动,爬行在婴幼儿运动发育过程中非常重要,爬行不仅促进四肢及躯干的协调发展,也为直立行走打下基础,还可以促使宝宝及时面对世界和探寻空间,主动接受和认识事物,从而促进宝宝认知能力的发育。

宝宝能独自保持四点支持位,建立了四点支持位平衡后即可进行四爬移动的训练。

【训练目的】

促进宝宝四爬功能的建立。

【操作方法一】

宝宝取四点支持位,两下肢内收,外展的中间位,髋、膝关节屈曲约 90°,训练者在孩子前方用玩具诱导宝宝抬起一侧上肢抓玩具(图 3-47A),或诱导宝宝一侧下肢向后伸抬起,双侧交替进行,提高宝宝四点支持位平衡控制能力(图 3-47B)。

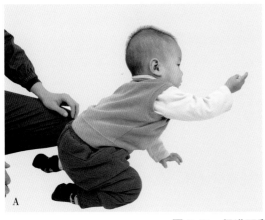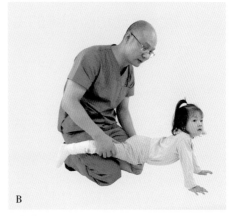

图 3-47　促进四爬移动的训练

【操作方法二】

宝宝取四点支持位(图 3-48),首先训练者诱导或辅助宝宝将一侧下肢向前移,然后诱导或辅助同侧上肢向前移(图 3-49),同样按此顺序训练另一侧肢体。如此循环促进宝宝四爬能力建立。

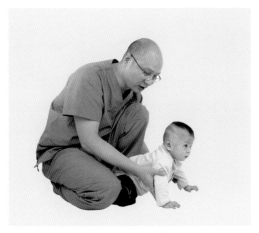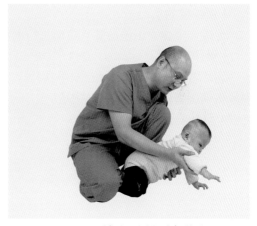

图 3-48　四点支持位　　　　　　　　图 3-49　辅助同侧上肢向前移

【注意事项】

可以用宝宝感兴趣的玩具逗引宝宝上肢向前抓玩具,诱导宝宝向前爬行。

第五节　粗大运动功能四阶段(10~12 个月)运动训练对策

粗大运动功能发育到第四个阶段,10~12 个月运动水平主要是下肢行走移动功能的发育。

一、粗大运动功能训练的主要目标

1. 膝立位。
2. 独站。
3. 扶走 - 独走。

二、促进膝立位(跪位)训练

(一) 宝宝建立成熟膝立位的必需条件

1. 从四点支持位抓物跪起时,其时上肢能高举过肩。
2. 髋关节具有一定程度的伸展能力。
3. 骨盆周围的稳定性与上、下肢的支持性。

(二) 阻碍宝宝立位发育的因素

1. 缺乏必需条件。
2. 无跪立欲望。
3. 肌张力异常。

(三) 促进宝宝膝立位发育的训练方法

1. 膝立位准备的训练方法 宝宝具有高爬能力后即可开始进行膝立位准备的训练。

【训练目的】

促进宝宝建立正确的膝立位而进行的准备方法。

【操作方法】

训练者面向宝宝取坐位,双手扶持宝宝腰部,辅助宝宝保持膝立位,宝宝可将两手分别放于训练者两肩上。训练者扶持宝宝腰部的双手轻轻向下向中间加压,或者双手轻轻晃动宝宝的身体(图 3-50,视频 3-5)。

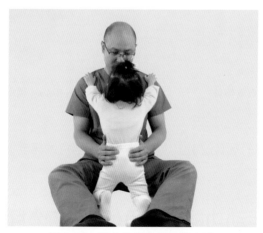

视频 3-5 膝立位准备的训练方法

图 3-50 膝立位准备的训练方法

【注意事项】

训练者可以在臀部予以辅助,辅助力度要与宝宝相适应。轻推的力度和晃动的幅度逐步加大。宝宝双膝分开与肩同宽。

2. 扶墙或扶凳膝立位的训练方法 宝宝具有高爬能力后即可开始进行扶墙或扶凳膝立位的训练。

【训练目的】

促进宝宝膝立位的发育,提高核心稳定肌群力量。

【操作方法】

将宝宝双上肢放于墙或凳上,训练者在其身后双手扶持宝宝腰部协助宝宝保持跪位姿势,然后叩击宝宝一侧臀部的外侧,通过叩击使体重向对侧转移,直至体重全部负荷到对侧下肢上,以促进重心的转移,或双手向下加压促进核心稳定肌群兴奋收缩(图3-51)。

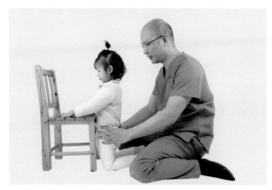

图 3-51 扶凳膝立位的训练方法

【注意事项】

叩击的力度由小逐步加大,让宝宝有充分的反应时间。注意躯干和髋关节的伸直。宝宝双膝分开与肩同宽。

3. 扶球膝立位的训练方法 宝宝具有扶墙或凳膝立位能力后即可开始进行扶球膝立位的训练。

【训练目的】

促进宝宝膝立位的发育。

【操作方法】

宝宝跪立于大球前,训练者在其身后。将宝宝双上肢放于球上,训练者双手扶持宝宝腰部协助宝宝保持跪位姿势,双手可向下加压促进核心稳定肌群兴奋收缩。随着宝宝跪位能力提高,可以将球向前后、左右滚动(图3-52)。

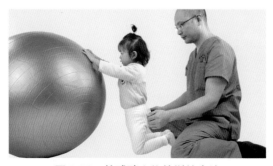

图 3-52 扶球膝立位的训练方法

【注意事项】

叩击的力度及滚动球的速度和幅度由小逐步加大,让宝宝有充分的反应时间。宝宝双膝分开与肩同宽。

4. 平衡板跪位训练　宝宝具有高爬能力后即可开始进行平衡板跪位训练。

【训练目的】

促进宝宝跪位稳定性及核心稳定性,建立跪位平衡。

【操作方法】

宝宝跪于平衡板上,宝宝双膝分开与肩同宽,训练者双手扶持宝宝腰部帮助宝宝保持跪位姿势,保护好宝宝,训练者左右缓慢晃动平衡板诱发宝宝跪位平衡反应的出现和核心稳定肌群兴奋收缩(图 3-53)。

【注意事项】

训练者晃动平衡板的速度要缓慢,摇动的幅度要小,逐渐地将摇动幅度增大。

5. 促进双膝立位转换至单膝立位的训练方法　宝宝建立了双膝立位后即可进行双膝立位转换至单膝立位的训练。

【训练目的】

促进宝宝由双膝立位到单膝立位体位转换,为宝宝站起来做准备。

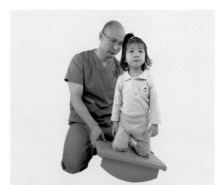

图 3-53　平衡板跪位训练

【操作方法】

宝宝取双膝立位(图 3-54),训练者跪在其身后用双手控制宝宝的骨盆并向一侧下肢压迫,使宝宝体重负荷于该侧下肢,然后帮助宝宝抬起非负荷侧的骨盆,协助宝宝向前迈出这侧下肢,使宝宝获得正确的单膝立位(图 3-55)。

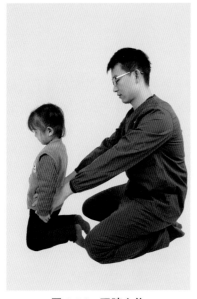

图 3-54　双膝立位

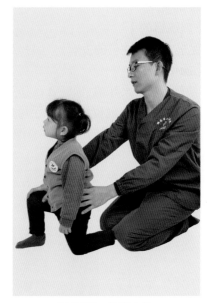

图 3-55　单膝立位

【注意事项】

训练者辅助力度要与宝宝能力相适应,尽量让宝宝主动参与完成,宝宝应以正确的姿势完成重心向支撑侧转移,不能出现头颈肩躯干向支撑侧屈曲。

三、促进立位的训练方法

(一)宝宝建立成熟立位的必需条件

1. 从四点支持位或膝立位抓物站起时,其时上肢能高举过肩。

2. 髋关节具有一定程度的伸展能力。

3. 骨盆周围的稳定性与上、下肢的支持性,特别是膝关节的易活动性,因为在维持立位时需要膝关节协调的细小动作。

4. 足底对持重、立位稳定的感觉发育成熟。

(二)阻碍宝宝立位发育的因素

1. 缺乏必需条件 2 与 3。

2. 阳性支持反应仍然阳性。

3. 足底感觉发育不成熟。

4. 无站立欲望。

5. 肌张力异常。

(三)促进宝宝立位发育的训练方法

1. 蹲位站起训练　当宝宝立位粗大运动功能达到 9 个月水平,能独自抓物站立就可以进行蹲位站起训练。

【训练目的】

促进宝宝蹲位到立位的体位转换,下肢伸展肌群抗重力能力的发育,促进宝宝立位能力的发育。

【操作方法】

宝宝取蹲位,训练者在宝宝身后,双手扶住宝宝大腿,双上肢放置在宝宝腋下,训练时双上肢向上轻轻用力(图 3-56A),诱导宝宝下肢用力向上站起(图 3-56B)或用玩具诱导宝宝主动站起。

【注意事项】

在站起的过程中双下肢不要出现内收、内旋的异常姿势,给予宝宝的协助逐步减少直至宝宝独立站起。

2. 站立加压训练　当宝宝能抓站,但平衡和稳定性较差时可以进行站立加压训练,促进宝宝本体感觉的刺激。

【训练目的】

促进宝宝立位功能发育。

【操作方法】

让宝宝双足分开与肩同宽站立,训练者在宝宝后方,双手扶持宝宝骨盆,让宝宝以正常姿势站立,并向下施加压力,或向前后、左右轻轻推动宝宝,使宝宝身体前后、左右晃动(图 3-57)。

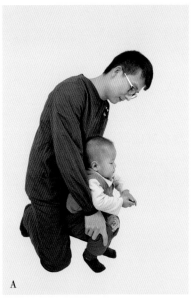
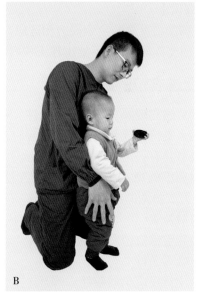

图 3-56　蹲位站起训练

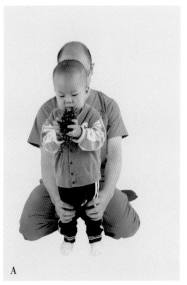
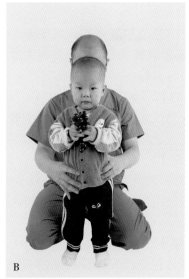

图 3-57　站立加压训练

【注意事项】

随着宝宝能力的提高,训练者双手扶持位置由宝宝骨盆逐步下移到大腿、膝关节、小腿,给予宝宝的帮助越少,训练效果越好。

3. **扶球站立训练**　当宝宝能扶墙站立但不能独站时可采用扶球站立训练。

【训练目的】

促进宝宝立位平衡能力发育。

【操作方法】

宝宝双手及胸腹部支撑于大球上,训练者在其身后双手扶持其腰部协助宝宝站立,然后双手离开宝宝,让宝宝独自扶球站立,随着宝宝立位能力提高,训练者可以晃动大球。随着宝宝立位能力进一步提高,让宝宝一手扶球,一手去抓玩具,双手交替进行(图 3-58)。

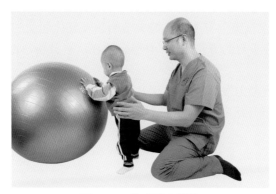

图 3-58　扶球站立训练

【注意事项】
滚动球的速度和幅度由小逐步加大,让宝宝有充分的反应时间。

四、促进步行控制能力的运动疗法

(一)宝宝建立成熟步行能力的必需条件

1. 正常生物力学竖直关系的发育成熟,儿童可自然地、放松地站立。

2. 立位前方平衡发育成熟,左右平衡开始出现,体重可在两下肢间移动。足背屈反射、跨步矫正反应、跳跃矫正反应、立位倾斜反应发育成熟。

3. 个人因素,有步行的欲望与动机。

4. 骨盆的对称性,双下肢和骨盆的分离运动。

5. **步行模式的分析**　为了抑制宝宝异常的步行模式,促进宝宝正常步行模式的建立,必须掌握分析正常步行运动模式的知识。正常的步行必须是负荷体重的部位交互发生转移,在向前迈出一侧下肢之前,身体体重向对侧下肢移动,然后迈出这侧下肢成为摆动相。在成熟的步行中,身体体重向一侧下肢移动的同时,身体也会发生轴性回旋,即负荷体重一侧的骨盆向前方旋转,非负荷体重侧骨盆向后方旋转。然后体重在负荷体重侧下肢向前方移动,同时非负荷体重侧下肢迈向前方。迈出的下肢首先是足跟着地,接着足掌着地,最后足尖着地。当足跟一着地时这侧的骨盆就向前方旋转,于是体重在对角线上又发生了移动,即转移到迈出的一侧下肢上。再次发生负荷体重侧骨盆的前方旋转和非负荷体重侧骨盆的向后方旋转,在旋转同时,肩胛带也发生大幅度的回旋,其方向与同侧骨盆刚好相反,结果是骨盆与肩胛带之间形成相反的回旋,并形成非负荷体重侧的上肢向前摆动,而负荷体重侧的上肢向后摆动。但这一摆动的方向只是体重移至另一侧下肢的瞬间,待体重很快移向另一侧下肢时又马上转变。在刚开始独立步行的阶段,不发生体轴内的回旋,但在迈出一步之前可以在扶持立位上,使宝宝练习体轴回旋。在促进宝宝步行之时,也可以扶持宝宝的不同部位诱导体轴一定程度的回旋。

(二)阻碍宝宝步行发育的因素

1. 缺乏必需条件的 1~3。

2. 阳性支持反射残存。

（三）脑损伤所致的运动障碍

宝宝发育至步行阶段,常出现的异常步行模式是体重不能在两侧下肢移动,体轴不能充分回旋,尤其是痉挛型宝宝有明显的髋关节内旋及整体屈曲的姿势模式,所以步行模式有明显的异常。促进步行的方法很多,但都必须在认真分析、评定宝宝的步行模式后,针对主要问题予以促进。

（四）促进宝宝步行能力发育的训练方法

1. 步行训练方法一　当宝宝可以独站片刻就可以采用步行训练。

【训练目的】

促进宝宝步行能力和正常步行模式的建立。

【训练方法】

宝宝取立位,训练者在宝宝身后站立,两手张开,手指伸展放于宝宝的肩、胸部或腰部予以支持和控制,使宝宝得到正常的姿势控制。如果宝宝能力不够需要进一步的支持,训练者可以用下肢抵在宝宝的髋关节和后背上。训练者辅助宝宝将重心向一侧转移,然后宝宝非负重侧下肢向前迈,左右交替进行(图 3-59)。

【注意事项】

随着宝宝步行能力的提高,要逐渐减少对宝宝的辅助。要注意这种训练方法常导致两侧髋关节的内旋及异常步行模式的加强,训练时要注意纠正。训练过程中,训练者要控制宝宝未负重侧的肩或躯干,不使身体出现侧弯。

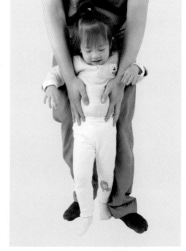

图 3-59　步行训练方法（一）

2. 步行训练方法二　可以独站片刻,但是步行模式异常或缺乏体轴回旋及重心转移困难的宝宝可以采用步行训练。

【训练目的】

促进宝宝步行能力和正常步行模式的建立。

【训练方法】

训练者可跪立在宝宝后方,两手扶持宝宝两侧骨盆部位,帮助骨盆旋转及体重的转移。如,首先右手向下方用力,左手将宝宝左侧骨盆轻轻向后回旋,使体重完全负荷于右下肢上,然后左手轻轻将左侧骨盆向前方推,使重心向前方移动,并让宝宝迈出左下肢(图 3-60A)。然后再同样的方法训练右侧,左右交替反复进行(图 3-60B)。

【注意事项】

体重要在左右下肢充分移动,在体重完全移到一侧下肢并再向前方移动的同时迈出另一侧下肢。

3. 扶墙侧方行走训练　宝宝建立扶墙站立能力后即开始训练。

【训练目的】

促进宝宝向侧方行走能力,促进宝宝重心向侧方转移及站立能力。

【操作方法】

宝宝扶墙站立,训练者可在侧方用玩具诱导宝宝向侧方迈步去拿玩具。让宝宝两脚

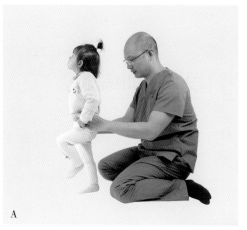
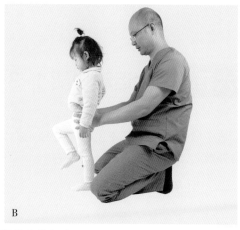

图 3-60　步行训练方法（二）

平行移动,即右脚向右侧方迈出,左脚平行地向右侧迈出向右脚靠拢,两脚并拢后再迈右脚。随着宝宝能力提高,两脚向侧方迈出可以不在一个平行线上,两脚一前一后向侧方迈步。也可以两脚交错着向前、向后移动训练(图 3-61)。

【注意事项】

注意保护好宝宝安全,身体向侧方摆动幅度不能太大。

4. 抬腿训练　宝宝能独站片刻后即可进行抬腿训练。

【训练目的】

促进宝宝行走时迈步能力。

【操作方法】

宝宝站立位,训练者在身后保护好宝宝。在前方放置小木箱,并放一玩具在木箱上,然后让宝宝抬腿去踢玩具,左右交替进行训练。经过一段时间训练肌力提高后,可在小腿处绑一沙袋加强训练(图 3-62)。

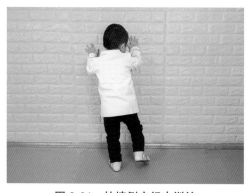

图 3-61　扶墙侧方行走训练

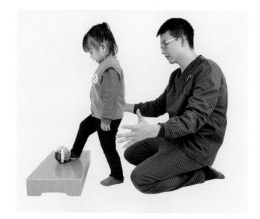

图 3-62　抬腿训练

【注意事项】

注意宝宝站立的姿势,抬腿时注意不要出现身体向一侧弯曲。平衡欠佳的宝宝,刚开始训练时训练者可以帮助宝宝保持站立姿势。

第六节 粗大运动功能 1~3 岁阶段运动训练对策

这个阶段的宝宝基本上具备了独走能力,但是平衡能力欠佳,步行稳定性较差,常常容易摔跤。

一、训练目标

1. 立位平衡能力进一步提高。
2. 摔跤后自己站起来。
3. 复杂环境的行走能力。

二、促进这个阶段宝宝粗大运动功能发育的训练方法

1. 椅子上站起来训练 从椅子上站起来标志着下肢负重能力的提高,为建立良好的步行做准备。当宝宝运动功能发育到 12 个月水平,能独站,即可进行训练。

【训练目的】
提高下肢肌力,躯干髋关节骨盆的控制及立位平衡能力。

【操作方法】
让宝宝坐在椅子上,然后先使宝宝身体前倾,重心前移,双下肢协同用力站起来(图 3-63)。在初期练习时,还可以在宝宝面前放置栏杆或椅子,先让其在双手或单手扶持的情况下进行站起训练。随着宝宝能力提升后,撤下宝宝面前的栏杆和椅子,训练者在前面用玩具诱导宝宝站起来。

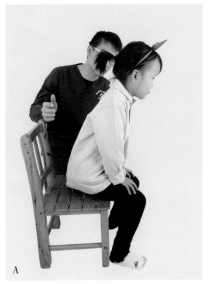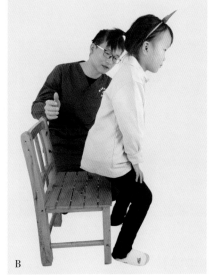

图 3-63 椅子上站起来训练

【注意事项】

椅子高度以让宝宝保持屈膝屈髋 90° 为宜。

2. 立位向坐位姿势转换训练　在宝宝掌握从坐位站起到立位的动作后，就可以进行从立位到坐位的训练。

【训练目的】

提高宝宝控制身体重心的能力、躯干骨盆下肢的控制能力及立位平衡能力。

【操作方法】

训练刚开始时，可让宝宝双手扶栏杆，让宝宝通过屈曲髋关节、膝关节，弯腰来降低身体重心，身体重心后移坐下。随着宝宝能力的提高，逐渐用单手扶持，最终实现独自坐下来。躯干骨盆下肢控制能力差的宝宝，可能会出现"跌坐"现象（图 3-64）。

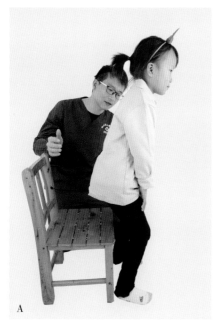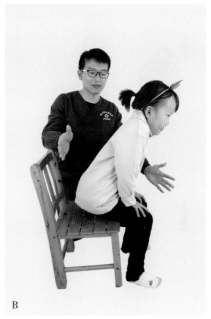

图 3-64　立位向坐位姿势转换训练

【注意事项】

坐下去的过程要缓慢，这样更能锻炼到宝宝下肢肌力和控制能力。可选择相对较高的凳子，然后通过逐步降低凳子的高度来训练。另外也可以让宝宝在臀部接触凳子之前，有意识地在空中有个短暂的停留，来锻炼宝宝在落坐过程中保持动作协调及控制能力和身体平衡能力。

3. 双脚并拢站立训练　立位前方平衡建立，独立行走后即可训练。

【训练目的】

促进宝宝立位侧方平衡功能发育，为单腿站立做准备。

【操作方法】

可以用图纸裁剪做成两个脚印，将两个脚印靠近贴在一起，让宝宝双足并拢站在两个脚印上（图 3-65）。

【注意事项】

宝宝训练时保持正常姿势,不能出现脊柱侧弯、髋关节屈曲、膝关节屈曲或后伸、尖足等异常姿势。

4. 平衡板上立位平衡(左右)训练

【训练目的】

促进宝宝立位左右平衡反应,提高行走稳定性。

【操作方法】

宝宝双脚左右分开站立于平衡板上,训练者轻轻晃动平衡板使宝宝重心左右移动,诱导宝宝自行调整保持平衡(图3-66)。

【注意事项】

晃动平衡板速度要缓慢,让宝宝有充分的反应时间。刚开始训练者可以扶持宝宝下肢给予辅助,随着宝宝能力提高,训练者给予的辅助要逐步减少。

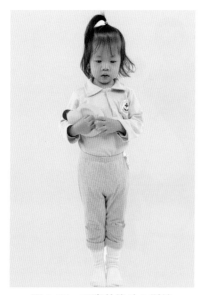

图 3-65　双脚并拢站立训练

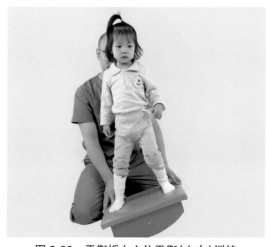

图 3-66　平衡板上立位平衡(左右)训练

5. 弓步站立训练　在宝宝立位前方平衡建立之后,需要促进立位重心前后转移能力即可进行弓步站立训练。

【训练目的】

促进立位重心前后转移能力,提高髋膝关节的纵向控制能力,为行走打基础。

【操作方法】

宝宝双足一前一后分开站立,前足脚尖向前,后足脚尖稍微斜向前外侧,身体保持直立,双下肢与肩同宽,不能交叉。然后让前方的下肢屈曲,后方的下肢伸展,身体重心向下成弓步站立。刚开始训练时训练者帮助宝宝将身体重心向前移至前方的一侧下肢,两侧交替进行,当宝宝髋膝关节控制能力提高后,可让宝宝独自进行(图3-67)。

【注意事项】

身体保持直立,训练者的帮助逐步减少。

6. 平衡软垫立位平衡训练　宝宝能独走,但平衡功能欠佳容易摔跤者。

【训练目的】

促进宝宝立位平衡建立,增强步行稳定性。

【操作方法】

准备一个平衡软垫,先扶持宝宝让其站上平衡软垫,在宝宝站稳后,训练者撤下扶持,让宝宝独自站立于平衡软垫上(图 3-68)。

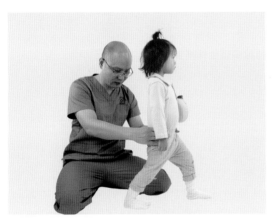
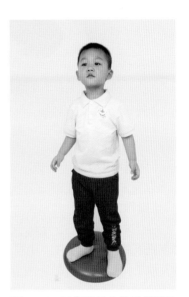

图 3-67　弓步站立训练　　　　　　图 3-68　平衡软垫立位平衡训练

【注意事项】

宝宝能力提高,在平衡软垫站立很稳后,训练者可以和宝宝一起玩抛接球的游戏,更能促进宝宝平衡和控制能力提升。

7. 从四点支持位向蹲位转换训练　当宝宝建立高爬能力后,宝宝能独走但摔倒后不能站起来就需进行从四点支持位向蹲位转换训练。

【训练目的】

为四点位到立位的体位转换起立做准备。

【操作方法】

宝宝取四点支持位,训练者向一侧推骨盆,使之重心转移,然后使一侧下肢向前移,用同样方法将宝宝另一侧下肢向前移。两足均着地后,让宝宝将双手后推,使重心向后移动,使其臀部下降,成为蹲位(图 3-69)。

【注意事项】

在蹲位双下肢不要出现内收、内旋的异常姿势,在蹲位上双下肢要外展并稍外旋位。给予宝宝的协助逐步减少直至宝宝独立完成。

8. 蹲位站起训练　当宝宝能完成四点支持位向蹲位转移,能独站片刻但不能从蹲位站起来即进行蹲位站起训练。

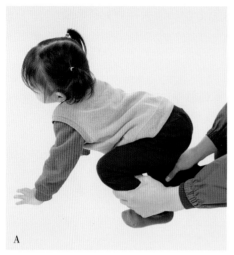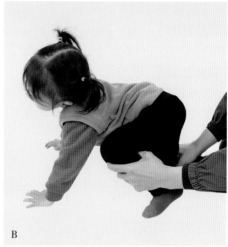

图 3-69　四点支持位向蹲位转换训练

【促进目的】

为宝宝起立做准备。

【操作方法】

宝宝取蹲位,双足分开与肩同宽,训练者面对宝宝,双手放置于宝宝膝关节处,协助宝宝做下蹲 - 起立动作。也可以在宝宝前面放一个小木箱,宝宝双手放在木箱上,宝宝骨盆及躯干向后回旋抬起一侧上肢离开木箱,然后继续抬起身体,宝宝另一侧上肢用力向后推,同时离开木箱,站立起来,直至不用小木箱也能站起来(图 3-70)。

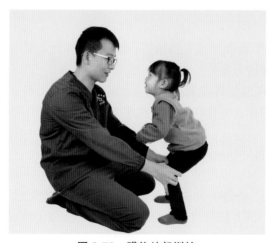

图 3-70　蹲位站起训练

【注意事项】

起立过程中,头与躯干不要后仰,肩不要回缩,下肢不要内收、内旋。在整个促进过程中一定要抑制这些可能出现的异常姿势。

9. 四点位到单膝立位转移训练　宝宝能独自保持单膝立位后即可进行四点位到单膝立位转移训练。

【训练目的】

促进宝宝四点位到单膝立位转移能力的建立,为宝宝从四点位站起来做准备。

【操作方法】

宝宝取四点位(图 3-71A),训练者辅助宝宝将一侧下肢向前移,使之足着地负重,然后让宝宝身体向后用力抬起躯干保持单膝立位(图 3-71B)。

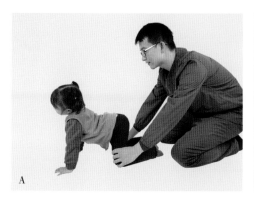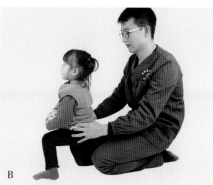

图 3-71　四点位到单膝立位转移训练

【注意事项】

训练者给予的辅助逐步减少,直至宝宝独自完成转换。

10. 上斜坡训练　宝宝独走稳定后即可进行训练。

【训练目的】

提高步行能力,提高宝宝膝关节控制能力,提高行走时停下来的能力。

【操作方法】

宝宝在斜坡上从上向下行走,双足尖指向斜面的下方。

【注意事项】

训练时坡度逐步加大,一般选择坡度 15° 左右的斜坡。

11. 下斜坡训练　宝宝独走稳定后即可进行训练。

【训练目的】

提高步行能力,牵拉腘绳肌腱和跟腱,缓解腘绳肌、小腿三头肌痉挛。

【操作方法】

宝宝从斜坡下向上行走,面向斜坡双足尖指向斜面的上方。行走时处于后方的下肢应保持膝关节的伸展。

【注意事项】

斜坡的坡度由小到大,一般选择坡度 15° 左右的斜坡。

12. 行走中拾物训练

能独走后但稳定性不好容易摔跤的宝宝可进行行走中拾物训练。

【训练目的】

促进宝宝行走中躯干的控制能力,急停急走的能力,宝宝行走中能自行停下来。

【操作方法】

在宝宝步行前方 2 米左右放置玩具,让宝宝走过去,然后停下来弯腰拾起玩具,站起来继续向前走(图 3-72,视频 3-6)。

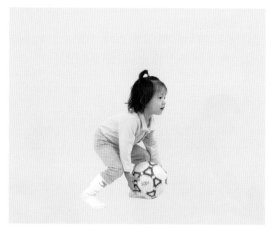

视频 3-6　行走中拾物训练

图 3-72　行走中拾物训练

【注意事项】

选择宝宝感兴趣的玩具,保护好宝宝安全。

13. 跨越障碍物步行训练　在宝宝能急停急走后即可开始进行训练。

【训练目的】

促进宝宝在不同步行环境下的行走能力,提高宝宝步行稳定性。

【操作方法】

在宝宝行走前方放置大约 10cm 高的障碍物,让宝宝走到障碍物前,然后抬高下肢跨越过去,左右交替进行(图 3-73)。

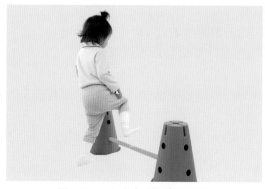

图 3-73　跨越障碍物步行训练

【注意事项】

对于偏瘫宝宝,患侧应先抬高跨过去。障碍物高度应与宝宝能力相适应。

14. 走直线训练　宝宝建立了一定的独走能力后可进行走直线训练。

【训练目的】

加强下肢关节控制训练,提高平衡协调能力。

【操作方法】

地上贴一条直线,然后让宝宝沿着直线向前行走(图 3-74)。

【注意事项】

注意保护好宝宝安全。交叉步行宝宝不要进行此项训练。

15. 单腿站立能力训练　当宝宝双腿立位平衡功能建立后即可进行单腿站立能力训练。

【训练目的】

促进宝宝步行稳定性,为穿脱裤子或鞋子、跨越障碍物做准备,促进宝宝单腿站立能力。

【操作方法一】

宝宝站立位,在双脚前方放置一小木箱,然后让宝宝抬起一侧下肢,将足踩到小木箱上,另一侧下肢维持站立进行单腿负重训练(图 3-75)。

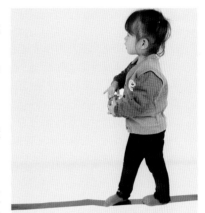

图 3-74　走直线训练

【操作方法二】

当宝宝能力提高后,宝宝站立位,在双脚前方放置一个小皮球,然后让宝宝抬起一侧下肢,将足踩到小皮球上,另一侧下肢维持站立进行单腿负重训练(图 3-76)。

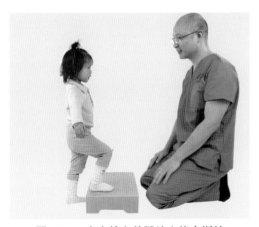

图 3-75　小木箱上单腿站立能力训练

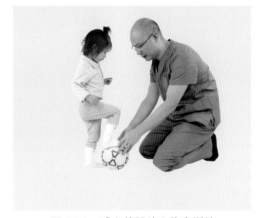

图 3-76　球上单腿站立能力训练

【注意事项】

单腿站立时头和身体不要向支撑侧弯曲过度,保持直立,训练的时间要逐步延长。在宝宝能力提高后,即可采用难度高的训练。

小皮球容易滚动,增加了训练的难度,更能促进宝宝控制能力和平衡稳定能力的发育。

（刘　璨　胡继红　段雅琴）

参考文献

1. 李晓捷 . 实用小儿脑性瘫痪康复治疗技术 . 2 版 . 北京 : 人民卫生出版社 , 2016.
2. 李晓捷 . 人体发育学 . 北京 : 人民卫生出版社 , 2016.
3. 陈雅芳 . 0~3 岁儿童动作发展与训练 . 上海 : 复旦大学出版社 , 2014.
4. 陈秀洁 , 姜志梅 . 小儿脑性瘫痪运动治疗实践 . 北京 : 人民卫生出版社 , 2015.
5. 李晓捷 . 实用儿童康复医学 . 2 版 . 北京 : 人民卫生出版社 , 2016.
6. 刘振寰 , 戴淑凤 . 儿童运动发育迟缓康复训练图谱 . 3 版 . 北京 : 北京大学医学出版社 , 2014.
7. 陈秀洁 . 小儿脑性瘫痪的神经发育学治疗法 . 2 版 . 郑州 : 河南科学技术出版社 , 2012.

4

第四章

儿童常见异常姿势的运动训练

第一节　儿童异常姿势概述

一、姿势的定义

姿势是指身体为了克服地心引力而在自然状态下的体位。是身体的整体位置,也是我们有意无意地稳定自己身体和调整肢体摆放位置的方式,包括静态和动态姿势。自然姿势是最节省能量消耗的体位。静态姿势主要包括仰卧位、俯卧位、坐位和立位;动态姿势主要包括翻身、爬行、行走、跑步等运动姿势。姿势是产生每一个动作的基础,它反映了人体的骨骼、肌肉、内脏器官以及神经系统间的力学关系。

二、儿童常见异常姿势的表现

正常姿势主要依靠骨骼结构和各部分肌肉的紧张度来维持。各种因素导致身体骨骼、肌肉等形态结构的变化以及比例不协调,都可能导致姿势异常和运动模式的变化。姿势及运动模式异常是运动发育障碍的儿童最具有特征性的表现。他们的异常姿势即所谓的异常姿势模式,是在正常情况下看不到的姿势。大多数与中枢神经系统发育障碍或脑损伤以后的肌张力异常、原始反射残存有关。局部肌张力增高引起肌肉之间功能的失衡,从而导致运动控制障碍。原始反射到了该消失的年龄没有消失,而是作为异常姿势残留下来。其表现形式有很多种:有的儿童在静卧时即表现出明显的异常姿势,有的则在运动过程中表现出明显的姿势异常。临床上常见的儿童异常姿势主要有:头背屈、姿势不对称、拇指内收、尖足、剪刀步、膝过伸等,我们应该对这些异常姿势引起高度重视。

三、异常姿势控制的意义

如果人体姿势异常,肌肉就需要更用力地来维持直立与平衡。在这种情况下,有些肌肉就会变得紧绷僵硬,另一些则会变得抑制而松弛。时间一久,这些不正常的姿势就会损害身体对抗外力的能力,导致身体组织结构的变化,从而影响人体的正常功能。有正常的姿势才有正常的运动。姿势异常,运动必然发生障碍。长期存在的姿势异常会引起继发性的损伤,比如肌肉、骨骼、关节的慢性劳损、脊柱生理曲度的改变、关节和软组织的挛缩变形、关节疼痛等。因此,控制异常姿势是康复训练中最重要的环节,在生活中及时有效地抑制和纠正各类异常姿势能够使儿童的康复事半功倍。也只有在纠正了异常姿势的情况下,儿童的运动发育才真正地步入正轨。

四、鉴别异常姿势的方法

在儿童生长发育的过程中,不同月龄的运动表现和运动能力是不一样的。各种原始反射消失的时间也不一样。比如 2 个月的婴儿仰卧位时可能出现头偏向一侧,颜面侧肢体伸展,后头侧肢体屈曲,形似拉弓射箭式的不对称姿势,我们不能说这一定是异常姿势。因为在正常情况下,2 个月的婴儿就可以存在这个反射。但如果超过 4 个月,该反射还持续存在并且没有减弱,我们就会认为这是异常姿势。异常姿势是持续存在的,而且会伴随儿童的活动障碍。如果儿童偶尔出现异常姿势,运动功能完全不受影响,那很可能就不是真的异常姿势。为了早期识别、及时抑制异常姿势,避免把生理性的误以为异常,导致孩子接受不必要的干预,应做到正确鉴别。

第二节　儿童常见异常姿势及训练方法

通过手法训练、游戏训练、日常姿势管理、穿戴矫形支具等各种康复训练方法,抑制宝宝的异常动作和姿势。具体方法要严格根据宝宝的病情,即运动障碍和姿势异常的部位、程度、性质,针对宝宝的头颈、肩胛、腰骶、上下肢等全身各部位的患区,在仰卧位、俯卧位、侧卧位、坐位、立位等各体位下给予反复持久的抑制性、反方向性矫正。同时给予鼓励,启发诱导宝宝做出主动动作,逐渐形成有意识的正常运动反应,使宝宝不断得到正常运动和姿势的感觉刺激,建立稳定后再发展,逐渐接近正常同龄宝宝水平和状态。

一、头背屈

(一)临床表现

头背屈就是头后仰,是指宝宝清醒状态下被从仰卧位拉起或被抱起时头部用力后仰,且伴有明显的对抗,前屈(低头)受限,且无论何种体位下都可见头明显后仰,哭闹时症状加重。影响宝宝的翻身、坐位平衡等运动发育(图 4-1)。

(二)主要原因

主要是由于全身伸肌张力过高,尤其是背部以及后颈部肌张力过高,导致出现以头背屈为主的过伸展模式。严重者头、颈、躯干均出现过度伸展和背屈,称为"角弓反张"。

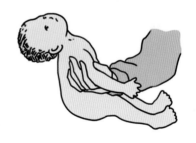

(三)鉴别头背屈的方法

头背屈是指宝宝在清醒状态下无论处于何种体位,都可见头部背伸后仰,且伴有明显的对抗、前屈受限。睡眠时头后仰,或清醒状态下头后仰但不伴随颈

图 4-1　头背屈

部对抗均不是异常体征。4 个月以上的宝宝如果有头背屈症状且头前屈困难,或头的控制不稳,高度怀疑脑性瘫痪高危儿,一定要早期干预治疗。

(四)头背屈宝宝的训练方法

1. 日常姿势管理

(1)正确的抱姿:宝宝大多数时间由家长抱着,正确的抱姿不仅能够纠正宝宝的异常姿势,还能刺激宝宝对头部的控制能力,又可以给家长省力不少。

【操作方法】

家长将宝宝侧抱于胸前,双上肢放于胸前中间,家长一手放置于双下肢腘窝处将双腿压向其腹部,使呈屈髋屈膝状态,家长另一上肢屈肘放置于肩颈部,固定好头部和肩部,并轻轻用力使头和躯干向前屈曲,将身体卷曲成半球形抱住(图 4-2,视频 4-1)。

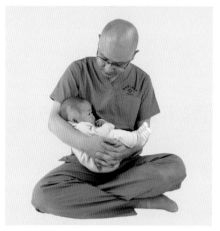

视频 4-1 正确的抱姿

图 4-2 正确的抱姿

(2)日常抱姿:日常的抱姿也要注意。最好不要采用传统竖抱的方式,这样容易使得头背屈更加明显。可以采用侧抱法。

(3)利用褥巾调节:

【操作方法】

用褥巾做成悬吊床,也可以由两人各抓紧褥巾的两个角,形成一个中间凹、四周高的悬吊床,将宝宝仰卧在其中,利用重力作用使身体卷曲成半球形,此时还可以缓慢轻柔地晃动吊床,在纠正头背屈的同时,还可以促进前庭平衡觉的发展,并且容易让宝宝放松,从而轻松愉悦地进行训练(图 4-3)。

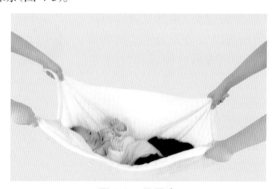

图 4-3 悬吊床

2. 抱球姿势训练 详见第三章第二节 0~3 个月粗大运动训练对策的仰卧位抱球姿势训练。

二、姿势不对称

(一)临床表现

宝宝在仰卧位头部难以处于中立位,头部转动时出现肢体和躯干的紧张性活动,这种紧张性活动是四肢的非对称性动作。只要宝宝活动颈部,肢体就会立刻发生上述改变,严重影响宝宝正常的运动和姿势发育。例如,4个月大的宝宝该要学习翻身了,翻身前扭一下头,脸朝向的一侧上肢就会立刻伸直,另一侧上肢屈曲,在这种姿势下想要完成翻身是非常困难的,所以我们要帮助宝宝抑制这种不对称姿势。

姿势不对称主要表现为头偏向一侧,面部朝向的一侧上下肢伸展,而另一侧上下肢屈曲,形似拉弓射箭的姿势。当颈部的肌肉和关节受到牵拉时,肢体的肌张力也会发生相应的改变(图4-4)。

(二)主要原因

由于原始反射[非对称性紧张性颈反射(ATNR)]到了该减弱或消失的年龄而没有减弱或消失,以致自主的随意运动控制障碍。部分也可因痉挛的左右差异或偏瘫的非对称性所致。

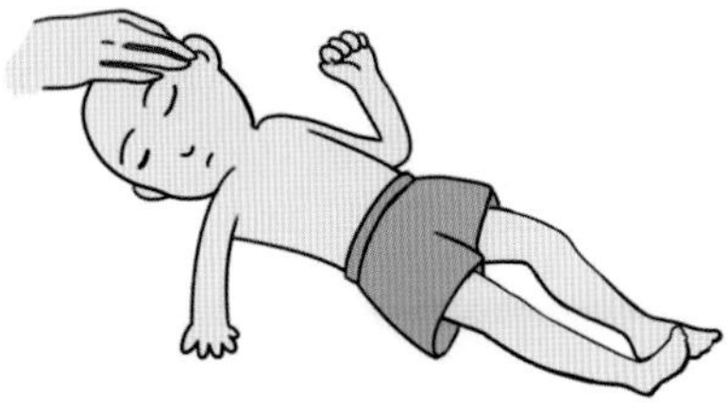

(三)鉴别姿势不对称的方法

新生儿由于原始反射的原因,在仰卧位会出现

图 4-4　姿势不对称

头难以处于中立位而偏向一侧,头部转动时出现肢体和躯干的紧张性活动。当头偏向一侧时,面部朝向的那一侧上下肢伸展,而另一侧的上下肢屈曲。这种不对称姿势在新生儿出生后1周左右出现,2~3个月呈优势,表现得更明显。以后受大脑高级中枢的控制而逐渐消失,若4个月以后这种不对称姿势继续存在,则为异常。

(四)姿势不对称宝宝的训练方法

运动训练的原则为利用对称性的动作抑制和避免不对称的动作,减少两侧结构和功能的差别,促进头颈和四肢的对称性。应提前做出预判,避免宝宝出现该异常姿势后再强行拉回,这样会让宝宝更频繁地出现异常姿势,我们需要在宝宝出现该异常姿势之前就协助引导到正确的位置。

1. 日常姿势管理　正确的抱姿:抱这一类宝宝时,要注意保持姿势的对称性,可以采用侧抱法(本章第二节头背屈宝宝的训练方法中日常姿势管理的日常抱姿)。

2. 手法训练

(1)仰卧位对称姿势训练(第三章第二节粗大运动功能一阶段(0~3个月)运动训练对策)。

(2)侧卧位对称姿势训练:将宝宝侧卧于床上,训练者一边使其屈髋屈膝,双下肢对称性地屈曲,双膝关节尽可能贴近腹部,一边将头前屈,身体向前弯曲,双手交握抱于胸前(图4-5)。训练过程要避免双肩往后缩,训练力度要适当,避免出现闭气。

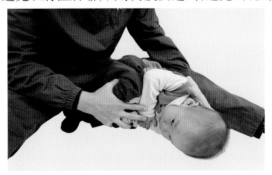

图 4-5　侧卧位对称姿势训练

（3）坐位对称姿势训练：取盘腿端坐，宝宝背靠训练者坐于前方，训练者用胸部控制宝宝头部，使其保持中立位，用双手握住宝宝双手帮助双上肢交叉抱住对侧肩部。也可以在此动作基础上将双上肢上举，双手掌相对，双臂贴紧耳朵以控制头部处于中立位（图 4-6，图 4-7）。

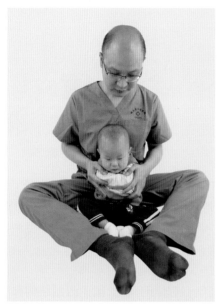

图 4-6　坐位对称中线姿势训练

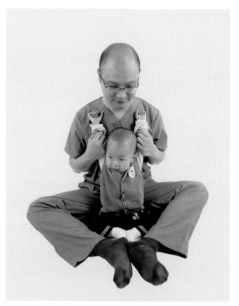

图 4-7　坐位对称肩前屈姿势训练

三、拇指内收

（一）临床表现

正常婴儿在 2 个月时双手开始逐渐放松，3 个月时逐渐松开并开始有主动抓握的动作，同时拇指从手掌中伸开，为以后的抓握提供基础。异常的婴儿拇指内收是拇指内收横过掌心，拇指甚至会到小拇指的根部。具体表现为手握拳，拇指屈曲内收，其余四指在拇指外面。手张开时大拇指不能完成主动外展，如果被动的外展，虎口会紧张。拇指占据了整个手掌的大部分功能，如果宝宝拇指内收，不仅影响今后抓握、捏等手部精细功能的发育，还会影响康复训练中手支撑、姿势转换、爬等项目的进行，影响运动发育（图 4-8）。

（二）主要原因

拇指内收主要由大鱼际肌痉挛引起，有的也可由于手的触觉防御过敏，而出现手握拳、拇指内收的表现。

（三）鉴别拇指内收的方法

新生儿出生后的第一个月也会经常紧握拳头、拇指内收，这是正常生理现象。随着时间的推移，婴儿拇指内收的时间和程度会逐渐减少。4 个月后的宝宝

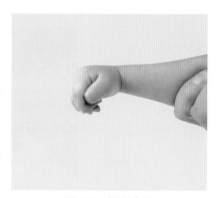

图 4-8　拇指内收

基本上就能完全张开手指,为主动抓取玩具打下基础。若宝宝经常持续握拳、拇指内收、或4~6个月后拇指内收未减少,内收程度未转好,就要提高警惕。

家长可以通过刺激婴儿手背看宝宝是否能正常伸开五指,看婴儿抓东西的时候动作是否自然。

(四) 拇指内收宝宝的训练方法

1. 叩击手背 用手指的指腹或者按摩球轻轻从宝宝手背的尺侧(小手指侧)向桡侧(大拇指侧)叩击,诱发手指的伸展和拇指的打开。

2. 拇指关键点控制训练 适用于拇指内收,握拳的宝宝。

【训练目的】

纠正握拳、拇指内收的异常姿势。

【操作方法】

将肩关节外展,肘关节伸直,腕关节伸展,然后将拇指、手掌打开(图4-9)。

【注意事项】

操作动作要轻柔。

3. 顶呱呱游戏

【操作方法】

与宝宝一起做顶呱呱的游戏,引导宝宝主动将大拇指向上翘,并配合声音做"你真棒、顶呱呱"的动作,双手相互帮助配合(图4-10)。

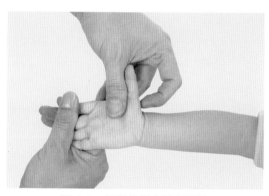

图 4-9 拇指关键点控制训练

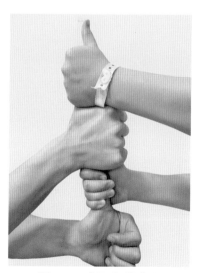

图 4-10 "顶呱呱"游戏

4. 手指操

【操作方法】

让宝宝双手合十放于胸前,十指指腹相对,利用双手指的相互作用力将手指彼此撑开。或张开手掌做一个个手指"弹钢琴"的动作等,做动作时要有语言的配合(图4-11)。

【注意事项】

以上游戏训练方法可贯穿日常生活过程中,根据宝宝实际情况随时随地进行,每日数次。注意矫正时不能强行暴力将大拇指控制在手掌外,这样可能会使拇指关节拉伤。手法宜轻柔缓慢,以不引起宝宝疼痛为宜。

四、尖足

(一) 临床表现

尖足即宝宝站立、行走时足尖着地,足跟抬起,前脚掌承重。尖足有生理性和病理性,即正常和异常之分。病理性尖足往往提示宝宝可能存在一定程度的脑损伤或发育异常,需要引起足够重视(图 4-12)。

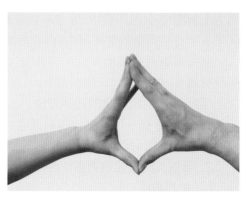

图 4-11　手指操

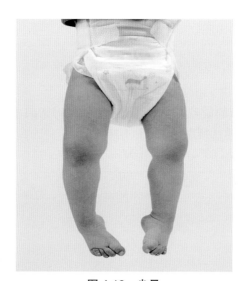

图 4-12　尖足

(二) 主要原因

一般由双下肢痉挛引起。小腿后侧的肌肉(小腿三头肌)肌张力高,小腿前侧的肌肉(胫骨前肌)力量弱而出现病理性尖足。

(三) 鉴别尖足的方法

新生儿原始反射的阳性支持反射可维持 6 周左右,因此新生儿在扶持下是可以下肢持重站立的。2~3 个月的婴儿出现生理性不持重阶段,4~5 个月的婴儿(尖足支持期)一般在扶持下可以持重站立,但由于在母体子宫内屈肌张力高在脑形成的痕迹,扶站时可表现有尖足支持体重,扶持迈步时足跟没着地就迈出第二步,此时的尖足是生理性的。

为了早期识别病理性尖足,及时纠正该异常姿势,必须把病理性和生理性尖足区别开。二者主要鉴别点包括:

1. 扶站时尖足支撑体重,扶持迈步时足跟没有着地就迈出第二步。

2. 触摸小腿后侧肌肉,证实肌张力增高,存在肌肉痉挛。

3. 检测关节活动角度　扶住婴儿腿伸直,用手掌轻压足底,使足背屈向小腿,足背和小腿前侧形成的角度为足背屈角,该角度大于80°。

生理性尖足往往只有第一项,没有其他两项异常。生理性尖足期(4~5月龄)站立时负重足跟抬起离地角度大于30°,并且持续一段时间多为病理性尖足。刚一站立时足跟抬起但很快自行调整全足放平多为生理性尖足。7~8个月大的婴儿还存在尖足的病理性可能大。

(四) 尖足宝宝的训练方法

1. 日常姿势管理

(1)抱姿:尖足的宝宝大部分都伴随下肢伸肌群的肌张力增高,下肢多呈硬直伸展状态。抱这类宝宝时,要注意将宝宝的双下肢保持屈曲位,这样可以很好地抑制宝宝下肢的硬直伸展,从而避免尖足模式的发生,详见本章第二节"儿童常见异常姿势及训练方法"中日常姿势管理的日常抱姿。

(2)玩耍:在日常游戏和玩耍时,也要避免宝宝呈尖足支撑的状态。10个月以内尖足的婴儿尽量避免站立,尤其是有的家长喜欢将婴儿放在自己的大腿上站立,这样在不平稳的支撑平面上,更容易强化婴儿的尖足模式。10个月以后的婴儿,也要在通过矫形鞋或者手法辅助的情况下,使宝宝全足支撑站立,不要使其尖足站立,以免加重病情。

2. 牵伸跟腱 有被动牵伸和主动牵伸两种类型。

(1)被动牵伸:手法牵伸跟腱。

【操作方法】

取仰卧位,训练者一手固定膝关节,一手托住足跟,中间三指托住足跟向足底方向牵拉,掌根作用于脚掌心并配合用力往前压。逐渐牵拉使足背与小腿前方之间的夹角(足背屈角度)呈70°~80°,保持30秒,然后放松休息10秒,如此反复操作5组。每日可酌情进行2~3次训练(图4-13)。

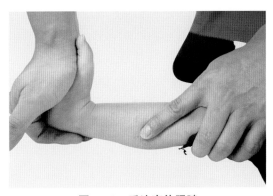

图4-13 手法牵伸跟腱

【注意事项】

训练者所用的力主要是牵伸跟腱,而不是用力压脚掌,否则过度牵拉易引起足弓内侧缘松弛,而导致宝宝足弓的破坏形成扁平足。手法宜由轻到重,循序渐进,以免造成局部软组织拉伤。

(2)主动牵伸:对于稍年长一些的幼儿,可以采用主动牵伸的方法。

1)保持蹲位

【操作方法】

用双手扶助宝宝或让他自己扶着床栏杆之类的物件,慢慢往下蹲,直至全足放平保持蹲位。每次维持蹲位 30~60 秒,3~5 次为一组。每次间隔休息 15~20 秒(图 4-14)。

【注意事项】

训练时身体不能向前弯曲,膝关节尽力向前,脚跟不能离地,以达到牵拉跟腱的目的。

2)斜板站立

【操作方法】

让宝宝站立在一个坡度为 15°~20° 的斜板上,脚尖朝上,利用自身的体重进行牵伸。每次站 3~5 分钟,每日 2 次。训练过程要确保宝宝站立时不要出现弯腰翘臀或膝关节过度向后伸的情况,训练者可在宝宝后方,用双手轻推宝宝腘窝处,使宝宝膝关节略向前屈,防止膝过伸(图 4-15)。

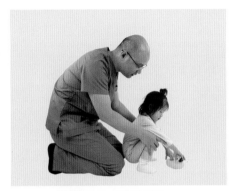
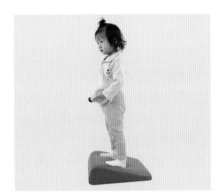

图 4-14　保持蹲位　　　　　　　　　　图 4-15　斜板站立

【注意事项】

训练者需在宝宝身边协助和保护宝宝的安全,以防跌倒。

3. 支具穿戴

【操作方法】

将宝宝膝关节屈曲,然后使宝宝踝关节背屈,再将足放入矫形支具,足跟要完全接触支具。先扣上中间的系带,再扣上两端的系带(图 4-16,视频 4-2)。

【注意事项】

穿戴 2 小时后需要脱下观察有无红肿,系带要松紧适宜,不能影响血液循环。

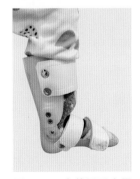

视频 4-2　穿戴矫形支具

图 4-16　穿戴矫形支具

五、剪刀步

(一) 临床表现

剪刀步是痉挛性脑性瘫痪的一种比较常见的异常姿势表现形式。表现特征为扶走时两腿交叉,双脚内旋,迈步时足尖触碰对侧的足跟或腿部,像剪刀一样(图4-17)。

(二) 主要原因

剪刀步态是脑性瘫痪宝宝姿势异常的重要表现之一,由于双下肢肌张力高,尤其以伸肌群的肌张力增高明显,导致双下肢硬直伸展。大腿内收肌群肌张力高,导致髋关节内收内旋,双下肢交叉。同时伴随有小腿后侧肌群肌张力增高以及足跟肌腱、韧带挛缩而引起尖足。

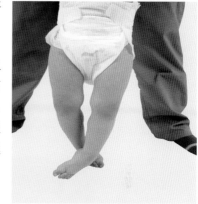

图4-17 剪刀步

(三) 剪刀步态宝宝的训练方法

1. 日常姿势管理 剪刀步宝宝抱姿。

【操作方法】

抱这类型的宝宝需要注意将双下肢分开并屈曲起来,抑制下肢的硬直伸展和交叉。先将双腿屈曲,再分开跨在母亲的髋部两侧,这样既省力,又能达到持续的牵拉(图4-18)。

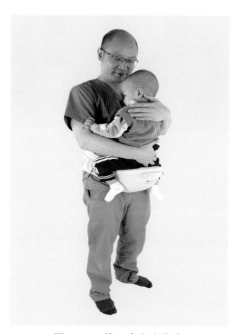

图4-18 剪刀步宝宝抱姿

2. 内收肌牵伸训练

【操作方法】

仰卧位平躺于床上,训练者双手扶住宝宝双膝,双膝顶住宝宝小腿,同时尽量外展髋关节打开下肢,至一定角度后保持 30~60 秒(图 4-19)。

【注意事项】

避免憋气或背部弓起离开床面。牵伸角度宜根据具体情况循序渐进地增加,切不可因用力过猛或者牵伸角度过大而引起软组织拉伤。

3."骑马"训练

【操作方法】

用滚筒、木马、木椅作为道具,宝宝骑坐在滚筒上,双腿打开,躯干直立,以达到牵拉痉挛的内收肌,降低肌张力。注意要使双腿打开,膝关节朝外,避免宝宝双腿夹紧、双膝靠拢使髋关节内旋(图 4-20)。

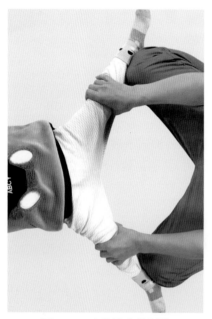

图 4-19　内收肌牵伸训练

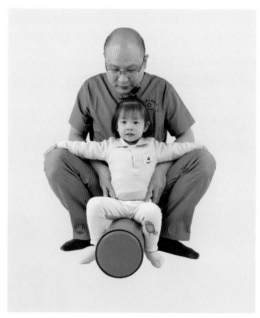

图 4-20　"骑马"训练

六、膝过伸

(一) 临床表现

人体膝关节正常的伸膝幅度就是站立时能完全伸直膝盖为止,也就是大腿和小腿呈一条直线(即膝关节最大伸直角度为 0°),如果在这个基础上还能继续伸膝(膝伸展角度大于 5°),就代表膝关节伸展的活动度过大,此时膝关节到了过伸的位置,从侧面看大腿与小腿形成一个向后反张的弧形,所以也称为膝反张。表现为站立或行走时膝关节向后反张弹出(图 4-21)。

膝过伸不仅在一定程度上影响步态的美观和稳定,而且会牵一发而动全身,膝过伸使得膝关节偏离正常的位置,使膝

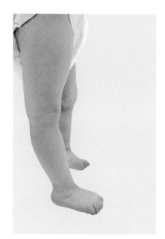

图 4-21　膝过伸

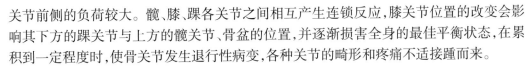

关节前侧的负荷较大。髋、膝、踝各关节之间相互产生连锁反应,膝关节位置的改变会影响其下方的踝关节与上方的髋关节、骨盆的位置,并逐渐损害全身的最佳平衡状态,在累积到一定程度时,使骨关节发生退行性病变,各种关节的畸形和疼痛不适接踵而来。

(二)主要原因

引起膝过伸的原因有很多,但最主要还是由相关的各个肌肉群的肌肉力量不平衡所致。

1. **股四头肌无力** 位于大腿前方的股四头肌的主要作用为伸膝。在站立和行走的支撑期起到使膝关节伸直支撑体重的作用。当股四头肌无力时,膝关节无法维持稳定,只能通过向后反张,过伸展将膝关节锁住的方式来维持站立支撑,因此出现膝过伸。

2. **腘绳肌无力或股四头肌痉挛** 膝关节的稳定有赖于大腿前后肌群的肌力平衡,它们协调地收缩,相互配合,使得膝关节可以正常地屈和伸。当大腿后方使膝关节屈的腘绳肌无力时,相对而言,大腿前方使膝关节伸的股四头肌占了优势,因此出现膝过伸。当股四头肌痉挛时,腘绳肌相对较弱,因此出现膝过伸。

3. **小腿三头肌痉挛** 小腿三头肌痉挛使身体的重力线落在膝关节的前方,引起代偿性的膝过伸。

4. **屈髋肌痉挛或伸髋肌无力** 屈髋肌痉挛使髋关节屈曲,躯干前屈时身体重心落在膝关节中心前方,促使膝关节后伸以保持平衡。伸髋肌无力时,会使人步行足蹬地时身体往后仰而伸髋幅度不足,而伸髋幅度不足会引起膝过伸来代替和补偿。

5. 一侧的膝关节周围肌肉无力,使得身体重心全部集中在对侧下肢,导致对侧代偿性的膝过伸。

6. **其他**

(三)鉴别膝过伸的方法

虽然膝过伸的人伸膝的活动度的确比正常范围大,但如果能够在运动中控制膝关节的角度,膝关节的稳定性不受影响,而且也没有引起任何不适,就说明没有额外纠正的必要。一些芭蕾舞演员甚至觉得自己的膝过伸能给动作增加曲线的美感。可是,当有膝过伸,并且膝关节稳定和控制都变差,影响了步行的稳定性和平衡性以及步态的美观,无论在走路的每一步蹬地或者其他负重伸直膝关节的动作中会控制不住地让膝关节到达过伸的位置,或者因为膝关节过伸引起了疼痛,那么通过训练来纠正膝过伸是非常有必要的。

有两种简单的视觉方法可以用来判断是否属于超出了正常的屈伸范围(判断膝关节过伸):

1. 站立时大腿、小腿之间的角度超过了180°,从侧面看呈"C"形。

2. 小腿肚相对于脚跟的位置远远靠后(肌肉异常发达的除外)。

(四)膝过伸宝宝的训练方法

1. **半蹲训练**

【操作方法】

宝宝站在一个高度合适的把杆或靠背椅前,双腿分开,与双肩同宽,双手抓住把杆,自行或在训练者辅助下完成半蹲。根据宝宝的具体情况选择半蹲的幅度,一般以膝关节屈曲20°~30°为宜。上半身保持直立,避免身体过度前倾(图4-22)。

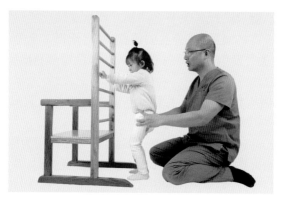

图 4-22　半蹲训练

半蹲训练可对下肢的屈伸肌、关节、骨骼、韧带及本体感觉等起到综合训练作用。可整体提高股四头肌、臀肌及腘绳肌的肌力，改善膝过伸，同时提高髋、膝、踝的协调控制能力和稳定性。

完成蹲下起立有困难的宝宝，可以采用座位上站起的方式进行。

2. 踩单车训练　让宝宝骑儿童单车，不仅可以训练下肢的肌力，还可以增强双下肢的协调性。注意单车座位的高度要使宝宝的膝关节保持一定的屈曲。能力稍强的宝宝可以在家长的陪同保护下骑行缓坡路段，以增加阻力，提高训练难度，达到更好的治疗效果。

3. 下斜坡、退行、上下楼梯训练

（1）下斜坡站立训练：

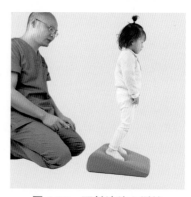

【操作方法】

下斜坡站立时脚尖朝下，膝关节稍屈曲，保持上半身直立，以训练膝关节的控制能力（图 4-23）。

（2）退行训练：

【操作方法】

刚开始训练者可以扶持宝宝双手，然后让宝宝向后退行。随着宝宝能力提高，宝宝可以独自进行退行训练（图 4-24）。

图 4-23　下斜坡站立训练

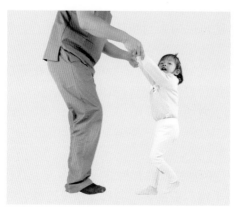

图 4-24　退行训练

【注意事项】

倒退走时要选择平坦的路面,并要挺胸抬头保持躯干的直立位。

4. 矫正其他异常姿势 对于小腿三头肌痉挛(尖足)、屈髋肌痉挛(躯干前屈)等原因引起的代偿性膝过伸,需重点将其异常姿势矫正。小腿三头肌痉挛宝宝请参照本章尖足训练进行矫正。屈髋肌痉挛宝宝可以参照前述退行训练对伸髋肌进行强化训练,同时可以让宝宝对屈髋肌进行牵伸训练。

【操作方法】

宝宝俯卧于训练者大腿上,上肢向前伸,训练者用手将宝宝臀部向下压。用力要缓慢、柔和,不能使用暴力(图4-25)。

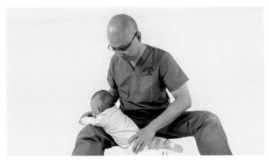

图4-25 屈髋肌牵伸训练

5. 游戏 在家庭康复的过程中,为了激发宝宝的积极性和主动参与性,还可以将一些训练内容设计成游戏融入康复治疗过程。

(1)娃娃蹲游戏:游戏需要多名家庭成员参加,先让宝宝和家人全部蹲下,然后主持人点一个人的名字,这个人就要完成蹲下起立。注意事项参考本章节蹲下起立的训练方法。

(2)小腿拔河游戏:可以由一名家庭成员共同参加。宝宝取俯卧位,双肘支撑,一腿伸直,一腿膝关节屈曲90°。用一条长度合适的环形弹力带,一端套在宝宝屈曲的一条腿的踝关节处,家庭成员拿着另一端,两人对抗比赛,通过用力屈腿来拉动弹力带形似拔河状。以此训练大腿后方屈膝肌的力量,从而改善膝过伸(图4-26)。

膝过伸训练同样要遵循正常的运动发育顺序和规律进行。对于因膝反张而不会站的宝宝,如果爬行还不完善就要先进行爬行训练,同时还可以进行跪位平衡训练,跪位平衡能力达到一定程度就可以进行立位平衡反应促通训练,给宝宝以扶助促进正确站立,纠正膝反张,诱发宝宝主动保持平衡的能力。最后进行独立站立的训练,同样要注意纠正宝宝的膝关节过

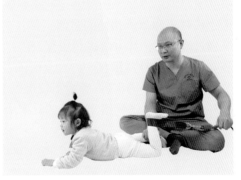

图4-26 小腿拔河游戏

伸,这个时候要叮嘱宝宝站立时自己控制好膝关节,必要时用辅助器具对膝部的活动进行一定程度的控制。

第三节　异常姿势训练注意事项

异常姿势是中枢神经损伤所导致的结果,一旦形成异常姿势或异常运动模式,宝宝自主的随意控制运动将会受到制约,影响正常运动模式的发展。但异常姿势不是通过几次康复训练就可以矫正的,它是一项艰巨而重要的任务,需要我们付出足够的爱心和耐心,还需要有科学、正确的方法。在训练中,尤其是家庭康复训练中,针对异常姿势矫正需要注意如下方面,以更好地达到矫正目的:

(一) 早发现早诊断早治疗

儿童的脑组织处于生长发育旺盛时期,脑功能的代偿性强,可塑性大,异常姿势尚未固定,此时还比较容易调节和矫正。若是错过最佳治疗时机,异常姿势和异常运动模式持续存在,会使肢体发生进一步挛缩、关节变形、畸形等继发性损伤,严重影响儿童的正常活动,有的甚至生活不能自理。因此,要加强保健意识,早期发现、早期诊断、早期干预治疗。一般 6 个月以内为早期治疗,3 个月以内为超早期治疗,此期治疗效果较佳。

(二) 以恢复功能为目标

训练过程中不能只单一纠正生物力学方面的异常,更要注意宝宝神经系统的发育和功能;不应仅从解剖结构的角度考虑治疗方法,更应从功能的角度选择适合宝宝的个性化治疗;不应只对宝宝的某一异常姿势或异常模式进行局部治疗,而应以促通宝宝运动功能发育为目标进行促通和矫正。最终最大限度地建立和提高宝宝的活动能力,促使宝宝回归社会。

(三) 家长参与

异常姿势的矫正、康复训练是个长期的过程,仅仅依靠训练师每天有限的训练时间是不够的,为了保证宝宝得到切实有效的治疗,取得最佳治疗效果,家长必须学会常用的家庭康复训练方法并积极参与到家庭康复训练中来,并在日常生活活动过程中贯彻执行。因家长每天和孩子相处的时间是最长的,在日常生活中可以随时随地根据宝宝的具体情况通过渗入式训练方法进行康复训练,如抱姿、卧姿、坐姿、进食体位等日常生活动作控制姿势,使异常姿势得到全方位、全时间段的有效控制。另外,孩子和父母之间的亲子感情和信任度是最好的,在训练中不仅可以增进亲子感情,还可以最大程度地减少宝宝的恐惧心理,消除紧张,达到事半功倍的效果。

(四) 循序渐进

姿势的矫正需要循序渐进,切不可操之过急,以免适得其反。每天的训练时间要有计划,不要过长,以免宝宝产生疲乏、厌倦、反感、不愿合作等不良情绪。训练强度要由弱到强,根据宝宝可以耐受的程度进行,不可超负荷强制实行,以免引起拉伤、骨折等损伤。训练过程中有轻度的疲劳感是正常的。在一些牵伸过程中有轻度可耐受的疼痛感也是正常的,一般 24 小时之内会缓解。若是疼痛剧烈,或是超过 24 小时疼痛仍然存在,要注意调整训练强度。

（五）持之以恒

异常姿势在得到有效的矫正之前往往容易反复。所以，每一个动作的训练、姿势的矫正都必须反复练习、持之以恒，才能得到最终的康复。"三天打鱼，两天晒网"的训练方式不可取，会严重影响治疗的效果，从而延误最佳治疗时机，造成不可挽回的严重后果。

（六）正面鼓励

训练过程中部分宝宝会出现哭闹或不配合现象而影响康复训练效果。所以要根据宝宝体质、情绪、心态等，合理、有计划地安排训练时间和强度，避免宝宝因过于疲劳而产生厌倦、反抗情绪。日常训练中要尽量想办法引导宝宝的注意力，充分了解宝宝的心理，注意利用语言、儿歌或物品来引起宝宝训练兴趣，少批评多表扬，并且要及时表扬和奖励。

（七）游戏疗法

康复训练是一个长久、枯燥的过程，为了让宝宝更主动、更有积极性地参与训练，根据宝宝的具体功能情况和喜好，以治疗为目的设计针对性、趣味性的游戏，消除宝宝的恐惧感，在游戏中进行快乐康复。在游戏情境中所做到的动作，通常和日常生活中其他任务所需的动作形式相同。宝宝在游戏中学会的运动和姿势控制，形成正确的模式和运动记忆以后，应用到日常生活活动中，真正做到学以致用，达到尽快康复的效果。

（龙亚君　韩行普）

参考文献

1. 刘振寰，戴淑凤．儿童运动发育迟缓康复训练图谱．北京：北京大学医学出版社，2014．
2. 励建安，黄晓琳．康复医学．北京：人民卫生出版社，2016．
3. 李晓捷．实用小儿脑性瘫痪康复治疗技术．2版．北京：人民卫生出版社，2016．
4. 林成杰．物理治疗技术．3版．北京：人民卫生出版社，2019．
5. 李晓捷．人体发育学．北京：人民卫生出版社，2013．
6. 刘蓓蓓，丁志清，丁勤能，等．Thera-band弹力带结合神经肌肉促通技术对偏瘫患者的影响．神经损伤与功能重建，2016，11 (2): 145-147．
7. 顾丽慧，沈敏，徐纯鑫，等．家庭康复结合机构康复对脑性瘫痪儿早期康复疗效的影响．中国康复医学杂志，2019，34 (6): 656-660．
8. 毕玉萍，李泽萍，姚雪华，等．静态渐进性牵伸对痉挛型脑性瘫痪患儿尖足疗效的观察．中国康复医学杂志，2017，32 (11): 1241-1244．
9. 陈雅芳．0~3岁儿童动作发展与训练．上海：复旦大学出版社，2014．
10. 梁忠培，邓昌枢，杨力，等．正确抱姿对运动发育迟缓患儿运动功能及异常姿势的影响．中华物理医学与康复杂志，2017，39 (8): 622-624．
11. 张婷婷．弹力带在骨科功能锻炼中的应用．健康大视野，2018 (22): 187．

5

第五章

儿童按摩

儿童按摩疗法是祖国医学中比较独特的治疗方法,属中医外治法的一种,是指在中医辨证论治的基础上,取儿童身体表面的对应疾病相关穴位,采用特定的按摩手法施术,从而达到防治疾病目的的治疗方法。因为它具有特定的治疗对象、特定的取穴以及特定的操作手法,所以也就从某种程度上决定了儿童按摩具有特定的疗效。

特定的治疗对象是指儿童,这就要求针对儿童皮肤娇嫩、脏腑形气未充的生理特点,按摩之前必须借助按摩介质,比如凡士林、姜汁、凉水、麻油、婴儿润肤油、痱子粉等,这样既能避免损伤皮肤,又能够保证手法的顺畅柔和。

特定的取穴指的是儿童很多的取穴部位跟成人完全不同,甚至有些儿童的穴位到了成人就没有了。另外,成人的穴位基本上都是以点来取穴,而儿童除了点外,还有线和面的穴位。既然有线和面状穴位,那么也就决定了儿童按摩手法的不同,比如面状穴位的运法,线状穴位的推法。

儿童按摩有着严格的取穴和操作规范,儿童按摩技术的掌握熟练程度与临床疗效息息相关,是治疗疾病的最根本的保证。尤其对于运动功能障碍或发育落后的儿童,取相应的穴位和手法,对于改善运动功能,疗效尤其明显。同时对于脑功能障碍儿童伴随的营养不良、腹泻便秘、睡眠障碍等,也有着非常好的疗效。本章所采用的儿童按摩方法以具有湖湘特色的刘氏儿童推拿理论和实践为基础。

儿童按摩作为祖国医学传统特色疗法,具有安全有效、无毒副作用等特点,既避免了打针吃药的痛苦,也容易被儿童接受,越来越受到家长们的欢迎。儿童按摩在保健、防病、治病方面都有着独特的治疗穴位和手法,本章主要讲述与运动相关的儿童按摩理论与实践。

一、儿童按摩适应证

儿童按摩疗法适用的对象一般是 6 岁以下的儿童,尤其适用于 3 岁以下的婴幼儿。6岁以上的儿童也可以应用此法,但因为随着年龄的增长,机体对按摩的感知力下降,并且一些儿童特有的穴位也逐渐消退,所以治疗效果相对有限。儿童按摩治疗范围广泛,适应证如下:

1. **呼吸系统疾病** 儿童发热、感冒、咳嗽、咽炎、急慢性扁桃体炎、急慢性鼻炎、鼻窦炎、鼻出血、急慢性支气管炎、支气管哮喘、哮喘、肺炎等。

2. **消化系统疾病** 疳积(积滞、乳痨、奶积、食积)、厌食、溢奶、呃逆、呕吐、流涎、口疮、鹅口疮、地图舌、腹胀、腹痛、腹泻、便秘、脱肛等。

3. **外科疾患** 儿童先天性肌性斜颈、儿童桡骨头半脱位、儿童髋关节错缝、肠套叠、儿童肠梗阻、脊柱侧弯、疝气等。

4. **新生儿疾病** 新生儿黄疸、新生儿不乳、新生儿吐乳、新生儿惊风、新生儿夜啼、婴幼儿急疹、风疹、早产儿、低出生体重儿等。

5. 头及五官疾病　头痛、吐舌、牙痛、解颅、鼻渊、鼻衄、弱视、斜视、假性近视等。

6. 其他　惊风、夜啼、自汗、盗汗、佝偻病；尿频、遗尿；面瘫、脑性瘫痪、智力障碍、儿童多动症及抽动症；婴幼儿湿疹、生长发育迟缓、臂丛神经损伤等。

二、儿童按摩禁忌证

儿童按摩属外治疗法，具有简便、舒适、有效、相对安全和无毒副作用的特点，其治疗范围较广，疗效显著，易为患儿及家长所接受。但也必须了解和掌握有关禁忌证，以免不必要的意外发生。

1. 某些急性传染病不适用按摩疗法，如猩红热、水痘、肝炎、肺结核等。

2. 各种恶性肿瘤的局部应避免按摩施术。

3. 对患有出血性疾病的患儿，如白血病、再生障碍性贫血等，以及正在出血和内出血的部位应禁用按摩疗法。

4. 骨与关节结核和化脓性关节炎局部应避免按摩。

5. 烧、烫伤和皮肤破损未修复的局部禁施按摩。

6. 各种皮肤病患处不宜按摩施术。

7. 骨折早期未愈合的局部和截瘫患儿初期阶段不适用按摩疗法。

8. 极度虚弱及危重病和患有严重的心、肝、肾脏疾病患儿不适用按摩疗法。

9. 对诊断不明确的急性病证，一般应首先明确诊断，再确定治疗方案。

儿童疾病的病理特点决定了儿童发病容易、传变迅速，治疗不当或不及时会影响疾病的愈后转归，故按摩疗法应由专业医师执行，且必要时需配合内治法协同治疗。

三、儿童按摩注意事项

儿童按摩与成人按摩，在手法上有所不同，在实际按摩过程中，应注意以下事项：

1. 施术者的手指甲必须剪修，不佩戴戒指等饰物，以不触痛患儿皮肤为宜。按摩前后均要手消毒。

2. 天气寒冷时，施术者先将手搓热，待其手暖时方可操作，以防刺激患儿不能与施术者很好地配合。室内要保持一定温度，不可过冷或过热，空气既要流通，又要避免吹风着凉，环境要安静。

3. 施术者要求态度和蔼，做到细心耐心，认真操作；儿童过饥、过饱均不宜按摩。

4. 一般来说，儿童按摩疗法主要适宜于 6 岁以下的儿童，6~12 岁的儿童除选用儿童按摩特定穴外，宜配合选用成人按摩的某些手法，结合体穴进行治疗，可达到较好的疗效。

5. 按摩手法要求轻快柔和、手稳着实，即手法用力宜轻、速度宜快、均匀着力、刚柔相济。

6. 按摩顺序有三种，可灵活应用：①先推头面部经穴，依次推上肢、胸腹、背腰、下肢部穴位；②先推主穴，后推配穴；③先推配穴。无论哪种方法，掐、拿、捏等刺激手法，均应在最后应用，以免刺激患儿哭闹，影响操作进行和治疗效果。对于手及前臂部位经穴，只选择任何一侧手臂进行操作即可。前人有男取左手女取右手之说，但临床证明无明显差异，故在应用时以操作方便为原则。习惯推左侧，如五经穴、八卦穴、脾经穴，其他部位一般同双穴,如太阳、迎香、天枢、脾俞、胃俞、足三里等。

7. 按摩时间应根据患儿年龄大小、病情轻重、体质强弱而定,一般婴幼儿治疗每次 5~10 分钟,若年龄稍大,在治疗慢性疾病如佝偻病、脑性瘫痪、周围神经损伤、发育迟滞 等,可适当延长至 20~30 分钟,通常每日或隔日 1 次。对于某些急性病如高热、严重腹泻 者,可每日按摩 2 次,急性病一般 3~5 次为一个疗程。慢性病一般 10 次为一个疗程,休息 2~5 天后可进行下一疗程,也可连续治疗。

8. 明确诊断及时治疗,由于儿童肺脏娇嫩,容易发病,传变迅速,因此,儿童疾病更应 尽早明确诊断,避免贻误病机,造成轻病转重、重病转危的不良后果。

9. 兼顾脾胃,在生理上儿童有"脾常不足"的特点,因此在临床治疗时,应当在祛邪 的同时兼顾脾胃,有一分胃气就有一分生机,脾胃之气旺盛,疾病易趋康复。

10. 治疗时需配用按摩介质,目的是润滑患儿皮肤,防止擦伤,提高治疗效果。

11. 患儿骨折、有皮肤病、有出血等部位,一般不宜按摩。

第二节　常见儿童运动障碍性疾病的按摩治疗

一、脑性瘫痪

脑性瘫痪是指婴幼儿期由发育不成熟的大脑(产前、产时或产后)先天性发育缺陷 (畸形、宫内感染)或获得性(早产、低出生体重、窒息、缺氧缺血性脑病、核黄疸、外伤、感 染)等非进行性脑损伤所致,患病率约为 2.0~3.5/1 000 活产儿。主要表现为运动障碍,伴 或不伴有感知觉和智力缺陷。脑性瘫痪的脑部病理改变主要是脑白质损伤、脑部发育异 常、颅内出血、脑部缺氧引起的脑损伤等。

(一) 临床表现

1. **肝肾不足**　发育迟缓,面色无华,神志不清,精神呆滞,可伴有鸡胸、龟背,病久者 肌肉萎缩失用,四肢无力,舌淡,苔薄,指纹色淡。

2. **脾气虚弱**　形体消瘦,面色苍白无华,智力低下,神疲 乏力,肌肉萎缩,舌淡,脉沉细无力,指纹色淡。

3. **瘀血阻络**　神志不清,精神呆滞,四肢及颈项腰背部肌 肉僵硬,动作僵硬不协调,舌淡有瘀点,苔腻,脉滑。

(二) 治疗原则

醒神开窍,健脑益智,濡筋通络。

(三) 手法

按法、揉法、运法、拿法、搓法、掐法。

1. **按法**　以拇指或中指的指端或螺纹面,或掌根着力于 选择的穴位或部位上,向下按压,称为按法。根据施术部位分 为指按法和掌根按法,其中指按法又分为拇指按法和中指按法 (图 5-1)。

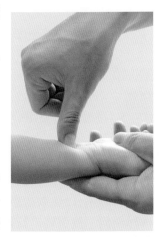

图 5-1　按法

【适用部位】

指按法适用于全身各部的经络和穴位。掌按法适用于面积较为平坦的部位,如胸腹部、躯干部等。

【操作】

1)指按法分为拇指按法和中指按法:①拇指按法:拇指伸直,其余四指握空拳,示指中节桡侧轻贴拇指指间关节掌侧,起支持作用,以协同助力。用拇指螺纹面前1/3部位着力。吸定在宝宝治疗穴位上,垂直用力,向下按压,然后逐渐放松,如此一压一放反复操作。②中指按法:用中指端或螺纹面着力,固定于宝宝需要治疗的穴位上,垂直用力,向下按压。余同拇指按法。

2)掌按法:腕关节背伸,五指放松伸直,用掌根着力,附着在宝宝需要治疗的部位或穴位上,垂直用力,向下按压,并持续一定的时间,按而留之,再逐渐放松,反复操作。

【动作要领】

操作时,按压的方向,要垂直向下用力;按压的力量要由轻到重、连渐增加,平稳而持续;按压时着力部分要紧贴宝宝体表的部位或穴位上,不能移动。

【注意事项】

操作时,切忌用猛力暴力,以免造成组织损伤;按法结束时,切忌突然减轻力量,应该逐渐撤力。

2. **揉法** 施术者用拇指或中指螺纹面在宝宝体表相关穴位或部位上做顺时针方向的回旋往复揉动,称为指揉法(图 5-2)。

【适用部位】

指揉法适用于颜面、躯干、四肢等各个部位的点状穴位。

【操作】

施术者先以其余四指指腹端支撑固定在儿童待施术穴位或部位周围,再以施术大拇指的掌指关节的主动运动带动拇指螺纹面在穴位或部位上予以顺时针方向的揉动,或以示指螺纹面直接在施术穴位或部位行顺时针方向的揉动。

【动作要领】

要求施术者上肢放松,沉肩、屈肘、悬腕,掌指关节放松。拇指螺纹面揉法操作时,靠拇指掌指关节运动进行带动。示指行揉法时,靠腕关节的摆动进行带动。指揉法操作时,要求速度平快、动作连贯。频率每分钟 100~300 次。

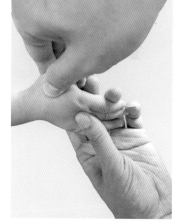

图 5-2　指揉法

【注意事项】

指揉法要求施术者着位于宝宝皮肤表面,拇、中指螺纹面不离开皮肤,同时带动皮下组织;指揉法的顺序为顺时针方向;原则上要求揉法的力量渗透方向与施术穴位或部位尽量垂直。

3. **运法** 以拇指螺纹面或示、中指的螺纹面在宝宝体表做环形或弧形移动,称为运法(图 5-3)。

【适用部位】

适用于弧形或面状穴位。

【操作】

以一手托握住宝宝手臂,使被操作的部位或穴位平坦向上,另一手以拇指或示指、中指的螺纹面着力,轻附着在治疗部位或穴仪上,做由此穴向彼穴的弧形运动;或在穴周做周而复始的环形运动。每分钟操作 100~300 次。

【动作要领】

操作时,施术者着力部分要轻贴宝宝体表皮肤;用力宜轻不宜重,作用力仅达皮表,只在皮肤表面运动,不带动皮下组织,速度要求连贯平和不断续。

【注意事项】

操作时应视病情而选择合适的按摩介质,以求一方面加强疗效,另一方面保护宝宝皮肤。

4. **拿法** 以单手或双手的拇指与示中两指或拇指与其余四指相对夹捏住某一部位或穴位处的肌肉和肌筋,逐渐用力内收,并做一紧一松的拿捏动作,称为拿法(图 5-4)。

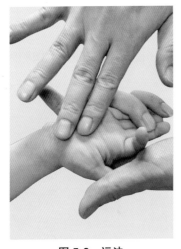

图 5-3 运法

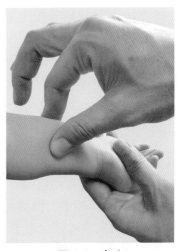

图 5-4 拿法

【适用部位】

主要适用于颈项、肩部、四肢部。

【操作】

以单手或双手的拇指与示中两指或拇指与其余四指的指掌面相对着力,稍用力内收,夹持住某一部位或穴位处的皮下软组织,并进行缓慢、一紧一松、轻重交替、持续不断的提捏动作。

【动作要领】

肩、肘、腕关节放松,掌心空,着力部分要紧贴儿童被拿部位或穴位处的肌肤;操作时要着劲于掌,贯注于指,拇指与其余指主动运动,以其相对之力进行上提操作;用力要由轻而重,缓慢增加,逐步深透而不失灵活。

【注意事项】

操作中不能用指端与指甲内扣;操作时不可突然用力或使用暴力,更不能拿住不放;由于拿法的刺激较强,拿后再用揉法,以缓解不适。

5. **搓法**　以双手掌侧对称性夹持住宝宝肢体的一定部位,同时两手相对用力,做相反方向的来回快速搓揉,同时视治疗具体情况可同时在该部位做上下往返的移动,称为搓法(图 5-5)。

【适用部位】

主要适用于四肢部。

【操作】

宝宝取坐位,以双手的指掌面着力,附着在被施术部位的两侧,相对用力夹持住宝宝肢体做方向相反的来回快速搓揉,并可在该部位做上下往返移动。

【动作要领】

施术者沉肩、屈肘、伸腕,腕关节放松;操作时,用力要对称,着力面均匀,柔和适中;搓动要快,上下移动要慢,动作连贯。

【注意事项】

操作时切忌对称挤压力量过大,以免损伤皮肤和软组织。

6. **掐法**　以拇指指甲末端掐宝宝的穴位或部位,称为掐法,又称"切法""爪法""指针法"(图 5-6)。

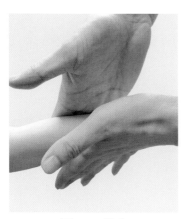 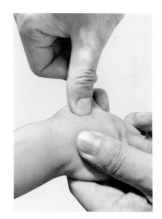

图 5-5　搓法　　　　　　　　　　图 5-6　掐法

【适用部位】

适用于头面部和手足部的穴位,尤多用于急救。

【操作】

施术者拇指伸直,指腹紧贴在示指中节桡侧缘,以拇指指甲着力于宝宝需要治疗的穴位或部位上,逐渐用力进行掐按。

【动作要领】

施术时,应垂直用力、逐渐用力掐按。

【注意事项】

掐法是强刺激手法之一,不宜反复长时间应用,更不能配合其他手法,以免加重疼痛或不适感。

（四）操作步骤

脑性瘫痪患儿按摩治疗不同病因分型相关选穴见下图（图 5-7）。

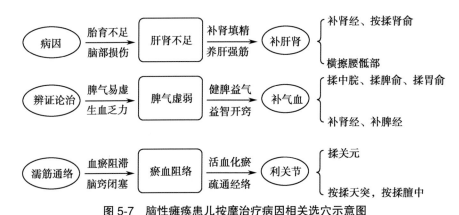

图 5-7 脑性瘫痪患儿按摩治疗病因相关选穴示意图

1. 头部 点按百会、推坎宫、开天门、揉天柱、运太阳各 50~100 次。

（1）百会

【位置】

头顶正中线与两耳尖连线的交叉点（图 5-8）。

【操作】

用拇指按或揉或掐，分别称为按百合、揉百会、掐百会。按 30 次，揉 50~100 次。

【主治】

头痛、脱肛、惊风。

【临床应用】

百会为诸阳之会，按揉之能安神镇惊、升阳举陷。治疗惊风、惊痫、烦躁等症，多与清肝经、清心经、掐揉小天心等合用；用于遗尿、脱肛等症，常与补脾经、补肾经、推三关、揉丹田合用。

（2）坎宫

【位置】

自眉心起沿眉向眉梢呈一横线（图 5-9）。

【操作】

两拇指自眉头向眉梢分推，称推坎宫，亦称分阴阳。操作 30~50 次。

【主治】

外感发热、惊风。

【临床应用】

推坎宫能疏风解表，醒脑明目，止头痛。常用于外感发热，头痛，多与开天门、揉太阳等合用；若用于治疗目赤痛，多与清肝经、掐揉小天心、清河水等合用。

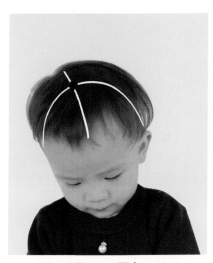

图 5-8 百会

（3）天门

【位置】

眉心至前发际呈一直线（图5-10）。

【操作】

两拇指自下而上地交替直推，称开天门，又称推攒竹。若用两拇指自下而上交替推至囟门为大开天门。操作30~50次。

【主治】

头痛、感冒、发热。

【临床应用】

开天门能疏风解表，开窍醒脑，镇静安神。常用于外感发热、头痛等症，多与推坎宫、揉太阳等合用；若惊惕不安、烦躁不宁，多与清肝经、揉百会等合用。

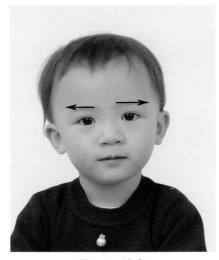

图5-9　坎宫

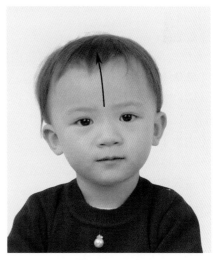

图5-10　天门

（4）天柱

【位置】

颈后发际正中至大椎穴呈一直线（图5-11）。

【操作】

用拇指或示中指自上向下直推，称推天柱骨。或用汤匙边蘸油自上向下刮。推100~300次；刮至皮下轻度瘀紫。

【主治】

项强、发热、惊风、呕吐。

【临床应用】

推、刮天柱骨能降逆止呕，祛风散寒，主要治疗呕吐、恶心和外感发热、项强等症。治疗呕恶多与揉中脘等合用。治疗外感发热、颈项强痛等症多与拿风池、掐揉二扇门等同用。用刮法时可在该处先垫一层绢绸之物，再自上向下刮。

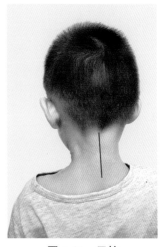

图5-11　天柱

（5）太阳

【位置】

眉梢后凹陷处（图 5-12）。

【操作】

两拇指自前向后直推，称推太阳。用中指揉该穴，称揉太阳。操作 30~50 次。

【主治】

发热、头痛、惊风。

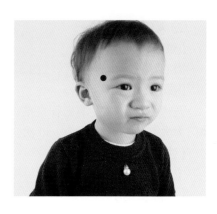

图 5-12　太阳

【临床应用】

推、揉太阳能疏风解表、清热、明目、止头痛。推太阳主要用于外感风热；揉太阳主要用于外感风寒。

2. 四肢部　点按肩井、合谷、足三里等穴位各 50~100 次。

（1）肩井

【位置】

大椎与肩峰连线之中点，肩部肌肉最高点处（图 5-13）。

【操作】

用拇指与示、中两指对称用力提拿肩井，称拿肩井。用指端按，称按肩井。操作 5~10 次。

【主治】

感冒、惊厥、上肢抬举不利。

【临床应用】

有宣通气血、发汗解表之功效。本法为诸多按摩手法最终的结束手法，又称作总收法。

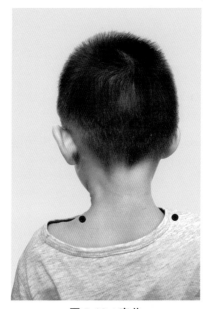

图 5-13　肩井

（2）合谷

【位置】

在手背,第 1、2 掌骨间,当第二掌骨桡侧的中点处(图 5-14)。

【操作】

掐法或揉法,称为掐合谷或揉合谷,掐 5~10 次,揉 100~300 次。

【主治】

咽喉肿痛、胃气上逆、呕吐、恶心、指关节伸展困难等。

【临床应用】

一般先用掐法再继之以揉法;也可以作为癫痫及昏迷的急救穴。

（3）足三里

【位置】

外膝眼下 3 寸,胫骨旁开 1 寸(图 5-15)。

【操作】

用拇指端按揉,称揉足三里。操作 100~300 次。

【主治】

常用于食欲不振、恶心呕吐、腹泻、腹痛、腹胀、下肢运动障碍的治疗和保健。

【临床应用】

有健脾和胃、调中理气、导滞通络、强身健体等作用。本穴多用于消化系统疾病,常作为保健穴位。治疗疳积、厌食等,常与摩腹、揉板门、运内八卦同用;用于保健,常与摩腹、捏脊、补脾经等合用。

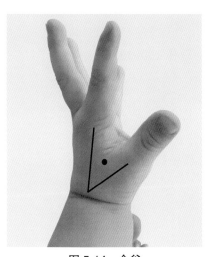

图 5-14　合谷

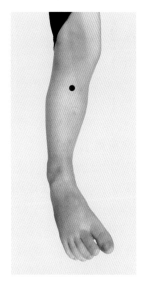

图 5-15　足三里

3. 背部　点按脾俞、胃俞 50~100 次,推揉脊柱两侧膀胱经穴 5~10 遍。

（1）脾俞

【位置】

第 11 胸椎棘突下旁开 1.5 寸(图 5-16)。

【操作】

两拇指指腹或示、中两指指端揉,称揉脾俞。操作 100~300 次。

【主治】

呕吐腹泻、疳积、食欲不振、黄疸、水肿、慢惊、四肢乏力等。

【临床应用】

具有健脾胃、助运化、祛水湿之功。还可用于治疗背痛等局部病证。

(2)胃俞

【位置】

第 12 胸椎棘突下旁开 1.5 寸(图 5-17)。

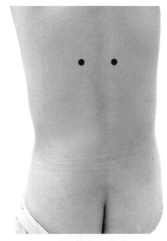

图 5-16　脾俞

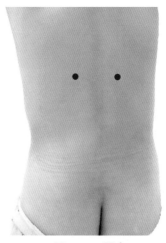

图 5-17　胃俞

【操作】

两拇指指腹或示、中两指指端揉,称揉胃俞。操作 100~300 次。

【主治】

胃脘疼痛、呕吐、腹胀、慢性腹泻、消化不良等。

【临床应用】

具有和胃健脾,理中降逆之功。还可用于治疗背痛等局部病证。

4. 结束　拿揉或揉搓四肢部,并配合四肢部摇抖法等被动活动,达到放松全身、舒达经络的目的。

(五)辨证加减

1. 肝肾不足　加补肾经、按揉肾俞以滋补肝肾,强筋壮骨;横擦腰骶部以温肾养肝。

(1)肾经

【位置】

小指末节螺纹面(图 5-18)。

【操作】

以右手示中指夹住儿童示指,用拇指螺纹面贴在儿

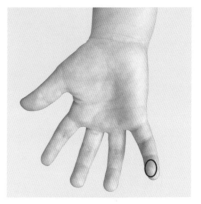

图 5-18　肾经

童小指螺纹面上做顺时针旋转推法,为补肾经;由儿童小指端直推向指根为清肾经。补肾经与清肾经统称为推肾经法,操作 100~300 次。

【主治】

先天不足、久病体虚、肾精亏虚引起的多尿、遗尿、虚喘、久泻等;膀胱湿热、小便赤涩等。

【临床应用】

"肾为先天之本",肾经宜补不宜清;治疗膀胱湿热、小便赤涩时常以清后溪代替。

(2)肾俞

【位置】

第 2 腰椎棘突下旁开 1.5 寸(图 5-19)。

【操作】

用示、中指端或两拇指端揉,称揉肾俞。操作 100~300 次。

【主治】

腹泻、便秘、小腹痛、下肢痿软乏力等。

【临床应用】

具有滋阴壮阳、补益肾气之功效。还可以治疗腰痛、生殖泌尿疾患、耳鸣、耳聋等。

2. 脾气虚弱 加揉中脘、揉脾俞、揉胃俞、补肾经、补脾经,补益脾胃,益气养血。

(1)中脘

【位置】

脐上 4 寸(图 5-20)。

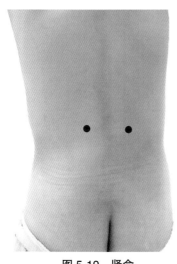

图 5-19 肾俞

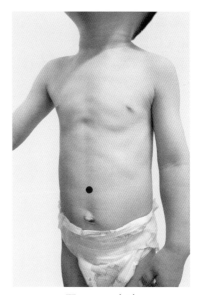

图 5-20 中脘

【操作】

用指端或掌根揉,称揉中脘;用掌心或四指摩,称摩中脘;自中脘上直推至喉、下直推至中脘,称推中脘,也称推胃脘。揉 100~300 次,摩 5 分钟,推 100~300 次。

【主治】

呕吐、腹胀腹痛、食欲不振等。

【临床应用】

揉、摩、推中脘有健脾和胃、消食和中之作用。多与按揉足三里、推脾经等合用。推胃脘自上而下,有降气止呕作用,主治胃气上逆气呕恶。自下向上直推有催吐之作用,临床上很少用。

(2)脾经

【位置】

大拇指螺纹面(图 5-21)。

【操作】

以右手示中指夹住儿童拇指,用拇指螺纹面贴在儿童拇指螺纹面上做顺时针旋转推动为补脾经;由儿童拇指端直推向指根为清脾经。补脾经与清脾经统称为推脾经。操作100~300 次。

【主治】

脾胃虚弱、气血不足引起的食欲不振、消化不良、形体消瘦等及湿热内蕴、恶心呕吐、热结便秘等。

【临床应用】

补脾经能健脾胃、补气血;清脾经能清湿热、消食滞。脾经穴为儿童按摩临床中最常用、最重要的穴位之一。因儿童脾常不足,临床上可以治疗大部分病症,多用补脾经,所以该穴以补法为主。非邪实体壮者一般不用清法,需用清法时常以清胃经代之,或先清后补。

(3)肾经见图 5-18。

3. 瘀血阻络 加揉关元以行气活血;还应重点按揉患侧肢体以活血通络。

【关元位置】

腹部正中线,脐下 3 寸(图 5-22)。

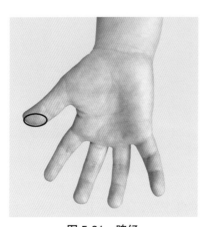

图 5-21 脾经

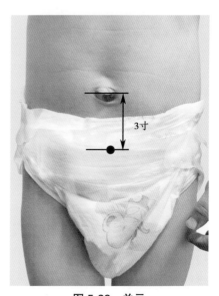

3寸

图 5-22 关元

【操作】

用中指面或掌按揉,称按揉关元。操作100~300次。

【主治】

虚性腹痛、小腹痛、腹泻等;遗尿、五迟、五软等。

【临床应用】

具有温肾壮阳、培补元气之功效。

二、肌性斜颈

先天性肌性斜颈,俗称"歪脖"中的一种。先天性肌性斜颈由胸锁乳突肌内的纤维瘤病所致,在出生时可扪及肿块,或在生后的前两周内扪及肿块。右侧较左侧常见,病变可以累及全部肌肉,但更多的病变只累及胸锁乳突肌的近锁骨附着点。肿块在生后1~2个月内最大,以后其体积维持不变或略有缩小,通常在1年时间内变小或消失。如果肿块不消失,肌肉将发生永久性纤维化并挛缩,如不治疗将导致永久性斜颈。

(一) 临床表现

畸形可在生后即存在,也可在生后2~3周出现。病初头部运动略受限,但无明显斜颈现象,触诊可发现硬而无疼痛的梭形肿物,与胸锁乳突肌的方向一致,在2~4周内逐渐增大,然后开始退缩,在2~6个月内逐渐消失。部分患儿不遗留斜颈;部分患儿若未经治疗,肌肉逐渐纤维化、挛缩硬化,形成颈旁硬的束状物,头部因挛缩肌肉的牵拉而发生斜颈畸形,肌肉短缩侧的面部亦发生变形。若畸形不及时纠正,面部变形加重,最后颅骨发育不对称,颈椎甚至上胸椎出现脊柱侧弯畸形。

按摩治疗可以舒筋活络,行气活血,软坚消肿,对儿童肌性斜颈有很好的疗效,可以作为首选方法,多数病例能够完全恢复正常。

(二) 治疗原则

行气活血,软坚散结,局部施术为主。

(三) 操作步骤

肌性斜颈患儿按摩治疗相关选穴见下图(图5-23)。

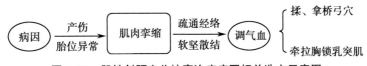

图5-23 肌性斜颈患儿按摩治疗病因相关选穴示意图

1. 患儿取坐位或仰卧位,施术者以拇指或中、示指螺纹面着力,揉患侧桥弓穴5~10分钟。

(1)揉法:详见图5-2,具体适用部位、操作方法、动作要领及注意事项同前,具体适用部位、操作方法、动作要领及注意事项同前。

(2)桥弓穴:

【位置】

颈部两侧,沿胸锁乳突肌呈一线(图5-24)。

【操作】

用拇指指腹自上而下推抹,称推桥弓;用拇示中三指拿捏,称拿桥弓。推 20 次,拿 1~3 分钟。

【主治】

肌性斜颈、项强等。

【临床应用】

推桥弓能行气活血,拿桥弓能软坚消肿、舒筋通络。两法配合常用于治疗儿童先天性肌性斜颈。

2. 施术者以拇、示指相对着力,拿其患侧桥弓穴 3~5 次,以松解粘连。拿法详见图 5-4,具体适用部位、操作方法、动作要领及注意事项同前。

3. 施术者一手扶住其患侧肩部,另一手扶住头顶,双手配合施术,轻扳患儿头部渐渐向健侧肩部倾斜,逐渐拉长患侧胸锁乳突肌,幅度应由小渐大,在生理范围内反复施术数次。

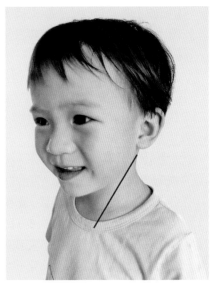

图 5-24 桥弓

4. 施术者以拇指螺纹面着力,重新在患侧桥弓穴施用推揉法。最后以拇、示指相对着力,轻拿双肩井穴及背部 1~2 分钟收势。肩井详见图 5-13,具体适用部位、操作方法、动作要领及注意事项同前。

三、分娩性臂丛神经损伤

臂丛神经损伤可由多种原因引起,如婴儿出生时因其臂丛神经干或神经根受损伤而引起的上肢麻痹,亦称为产伤麻痹或产瘫。

(一)临床表现

1. **上干麻痹** 主要为三角肌、冈上肌、冈下肌、小圆肌、部分胸大肌、旋后肌等不同程度受累,故主要表现为患肢下垂、肩关节不能外展及上举,肘部微屈和前臂旋前。

2. **下干麻痹** 主要症状在出生后相当长时间内才被发现,手的大、小鱼际肌肉均萎缩,手指不能屈曲,拇指不能对掌,尺神经麻痹,手指不能内收与外展,常有臂部感觉障碍。

3. **全干麻痹** 患儿出生后即可发现上臂、前臂或全臂不能自主运动,锁骨上窝可能因出血而有肿胀,一般上肢有内收、内旋的肌挛缩,肱骨头有半脱位和肩峰下垂现象,并可出现前臂桡侧部感觉消失。

(二)治疗原则

通经活络,行气活血。

(三)操作步骤

分娩性臂丛神经损伤患儿按摩治疗相关选穴见下图(图 5-25)。

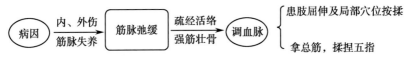

图 5-25 分娩性臂丛神经损伤患儿按摩治疗病因相关选穴示意图

1. 患儿取坐位,施术者以拇指自大椎循肩井、患肢、合谷、阴阳、后溪等部位往返按揉5分钟。揉法详见图 5-2,具体适用部位、操作方法、动作要领及注意事项同前。

(1)大椎:

【位置】

第 7 颈椎棘突下凹陷处(图 5-26)。

【操作】

中指端揉,称揉大椎。操作 100~300 次。

【主治】

感冒、发热、项强等。

【临床应用】

具有清热解表、通经活络的作用;对百日咳也有一定的疗效大椎放血可清热。

(2)肩井详见图 5-13,具体适用部位、操作方法、动作要领及注意事项同前。

(3)合谷详见图 5-14,具体适用部位、操作方法、动作要领及注意事项同前。

(4)阴阳:

【位置】

总筋穴两旁,小指侧为阴,又称阴池;拇指侧为阳,又称阳池(图 5-27)。

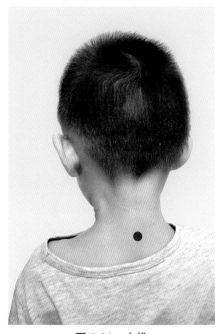

图 5-26 大椎

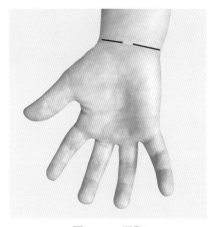

图 5-27 阴阳

【操作】

两手握住儿童手掌,两拇指并列,指面按在总筋穴上,朝左、右两边分推 20~30 次,称分阴阳,又名手部分阴阳。

【主治】

阴阳不调、气血不和而致的寒热往来、烦躁不安、食滞腹胀、呕吐腹泻等。

【临床应用】

具有平阴阳、调气血、行气导滞等功效。分推阴阳列为手部常规手法。

(5)后溪：

【位置】

在手内侧，第5掌指关节尺侧近端赤白肉际凹陷中。或半握拳，掌远侧横纹头（尺侧）赤白肉际处（图5-28）。

【操作】

拇指指面从儿童尺侧端沿赤白肉际朝掌根方向直推100~300次，称直推后溪法。

【主治】

膀胱湿热下注引起的小便短涩赤痛、水泻不止。

【临床应用】

推后溪常用于膀胱湿热下注所致的小便短涩赤痛、癃闭或水泻不止等病证。若肾有湿热，可用推后溪以清利湿热，以防直接清肾经以伤肾。也可治疗局部经脉闭阻。

2. 用示指、中指拿总筋5~10次。拿法详见图5-4，具体适用部位、操作方法、动作要领及注意事项同前。

【总筋位置】

手臂内侧，腕掌横纹中点（图5-29）。

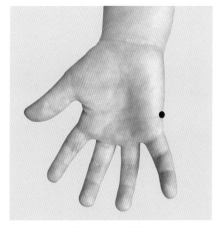
图5-28 后溪

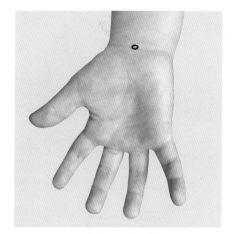
图5-29 总筋

【操作】

以左手轻握儿童的手掌，右手拇指按在总筋处，与在腕背抵住的示指相对用力按揉约100~300次，称按揉总筋。或用拇指甲掐1分钟，掐后加揉20次，称掐总筋。

【主治】

口舌生疮、夜啼、发热、惊风、抽搐等。

【临床应用】

临床上治疗实热证多与清天河水、清心经配合；治疗惊风抽搐等多与掐小天心、清肝经、清心经配合；按揉总筋为推上肢的首推穴之一，故作常例手法。

3. 施术者左手拇指、示指固定患儿肩、肘、腕关节处,做适当的屈、伸、摇被动运动各5~10次。

摇法:为宝宝肢体关节做被动性的环形旋转运动(图5-30)。

【适用部位】

适用于肩、肘、腕和膝关节。

【操作】

以一手托握住宝宝需摇动关节的近端肢体,用另一手握住宝宝需摇动关节的远端肢体,做缓和的顺时针或逆时针方向的环形旋转运动。

【动作要领】

施术者两手要协调配合,动作宜缓不宜急,宜轻不宜重,用力要稳。

【注意事项】

力量由轻到重,不宜使用暴力;摇动的速度不可过快;摇动的幅度应在生理范围内;不能跨关节用摇法。

4. 施术者两手掌夹住患肢从上至下轻轻搓揉2~3遍,用拇指、示指揉捻患肢五指2~3遍。

(1)搓法详见图5-5,具体适用部位、操作方法、动作要领及注意事项同前。

(2)捻法:以拇、示指螺纹面捏住宝宝待施术部位,做相对用力的往返捻动(图5-31)。

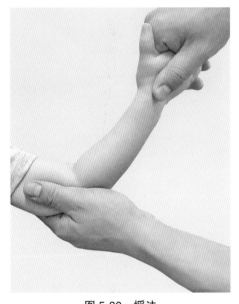

图5-30 摇法

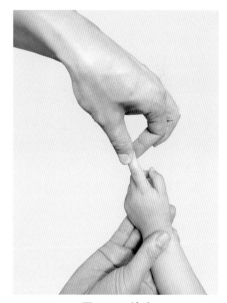

图5-31 捻法

【适用部位】

手指、足趾小关节部。

【操作】

宝宝取坐位,以拇指与示指螺纹面或拇指螺纹面与示指中、末节的桡侧缘相对用力,捏住宝宝待施术部位做相对、相反的快速捻动,同时也可边捻边上下往返移动。

【动作要领】

力要对称,捻动时要灵活、快速,状如捻线;用力要均匀、柔和,上下、左右移动要慢,要有连贯性。做到紧捻慢移。

【注意事项】

捻动时,手法既不可呆滞,又不失灵活;施术部位与宝宝接触部位的皮肤不发生摩擦运动,捻动时带动的是皮下组织。

四、足内外翻

儿童踝关节由胫骨、腓骨、距骨及其周围的韧带、关节囊等组织构成。由于儿童活泼好动,活动量大,加之踝关节周围肌肉力量薄弱,本身又存在有运动发育落后的儿童,很容易影响到踝关节的稳定性,也常易在运动中引起踝关节扭伤。踝关节按摩,能够增强儿童踝关节稳定性,避免关节扭伤,更有利于参加体育活动。

踝关节按摩操作步骤:

1. 儿童仰卧位,术者先以双手掌着力,握其内、外踝部施掌揉法数分钟;然后一手握其踝上部,另一手握住其脚弓做内、外旋转运动数次。

掌揉法:施术者用掌根在宝宝体表相关穴位或部位上做顺时针或逆时针方向的回旋往复推动(图 5-32)。

【适用部位】

掌根揉法主要适用于四肢关节及面状穴位。

【操作】

施术者先固定住儿童待施术部位,再以掌根置于所选穴位或部位上,通过肘关节的运动带动掌根部,施以顺时针或逆时针方向的回旋运动。

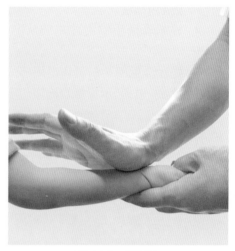

图 5-32 掌揉法

【动作要领】

要求施术者上肢放松,沉肩、屈肘、悬腕,腕关节放松,唯一活动的只有施术侧的肘关节。掌根揉操作时,要求速度稍缓、动作连贯。频率每分钟 100~300 次。

【注意事项】

掌根揉法要求施术者掌根固定于宝宝皮肤表面,而不离开皮肤,操作时带动皮下组织;掌根揉法顺序可为顺时针,也可为逆时针方向。

2. 儿童俯卧位,术者先用拇指与余指螺纹面相对着力,拿揉其腓肠肌及跟腱部数次;然后使之屈腿,以大鱼际着力,擦足心至发热。

擦法:施术者以手或手指掌侧、小鱼际、大鱼际等部位在宝宝体表做直线往返摩擦运动(图 5-33)。按施术部位可分为掌擦法、大鱼际擦法、小鱼际擦法和指擦法等。

【适用部位】

多用于肩颈部、胸肋部、四肢等处。

【操作】

以拇指或示、中、无名指的指面、手掌面、大鱼际、小鱼际处着力,附贴在宝宝体表一定的经络和穴位上,稍用力下压,肩、肘关节放松,以肩关节为支点,上臂前后摆动,肘关节做屈伸运动,带动前臂着力部分在宝宝体表做上下或左右方向的直线往返摩擦运动,以施术部位皮肤微红为度。

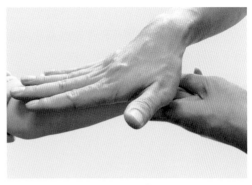

图 5-33　擦法

【动作要领】

直线往返运动,局部透热,需配合使用按摩油。

【注意事项】

所施擦法部位不可再使用其他手法。

五、膝反张

膝关节是人体主要负重关节,在日常生活及运动中,常可因活动不慎而使其受损伤。儿童由于处在生长发育阶段,膝关节尚柔弱,稳定性较差,加之儿童好动,所以常易使膝关节损伤。经常为儿童做膝关节按摩保健,能够增强儿童膝关节的稳定性和灵活度,减少膝关节损伤的发生。

膝关节按摩操作步骤:

1. 儿童仰卧位,术者以双手掌着力,在其髌骨周围做搓揉施术,以发热为度。

(1)搓法详见图 5-5,具体适用部位、操作方法、动作要领及注意事项同前。

(2)指揉法详见图 5-2,具体适用部位、操作方法、动作要领及注意事项同前。

2. 术者以五指相对着力,拿、揉其膝关节周围数分钟。

(1)拿法详见图 5-4,具体适用部位、操作方法、动作要领及注意事项同前。

(2)揉法详见图 5-2,具体适用部位、操作方法、动作要领及注意事项同前。

3. 儿童俯卧位,术者以拇指与余四指螺纹面相对着力,拿揉其腿后侧肌肉;并以拇指端着力,轻拨两侧半腱肌与半膜肌。

4. 儿童侧卧,术者以拇指螺纹面着力,揉膝关节外侧数分钟。

第三节　儿童保健按摩的应用

一、儿童捏脊保健术

儿童捏脊保健是以中医学理论为指导,通过捏拿儿童脊背所产生的良性刺激,应用于经络脏腑,达到健身防病目的的一种方法。它是中医按摩保健的一个组成部分,该方法通过捏脊可达到疏通督脉气血、改善竖脊肌力量、提高颈腰部运动能力的作用,此法不仅适用于儿童,亦是调理成人身体虚弱者有效方法。

捏脊是按摩手法中的一种特殊方法,具有调整阴阳、理气活血、调理脏腑、疏通经络、培元补虚、强身健体、促进发育、预防疾病的作用,因此被人们重视。儿童捏脊保健可每天

施术 1 次,长期坚持,可达到满意效果。具体捏脊保健方法如下:

1. 儿童俯卧位,施术者先以双手掌着力,从大椎穴(图 5-26)旁沿足太阳膀胱经自上而下轻轻地揉 1 遍,或推抚 3 次。

直推法:施术者用手或身体其他部位在宝宝体表相关穴位或部位上做单一方向的直线推动(图 5-34)。

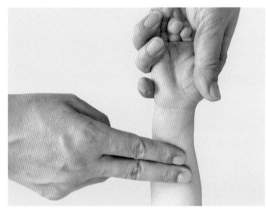

图 5-34 直推法

【适用部位】

直推主要适用于线性穴位;拇指螺纹面直推适用于十指及腰骶部穴位;拇示指螺纹面直推适用于四肢尤其是上肢穴位及经络。

【操作】

施术者一手握持宝宝肢体,使施术的部位向上充分暴露,然后另一手的拇指伸直,其余四指微屈曲,用拇指螺纹面在相关穴位上做同一方向的直线推动,或示、中指并拢伸直,其余三指屈曲,用食中指螺纹面在相关穴位上做直线推动。

【动作要领】

要求施术者上肢放松,沉肩、屈肘、悬腕,用拇指螺纹面直推时,靠大拇指腕指关节的摆动或腕关节的摆动来带动大拇指做单一方向的推动;用拇、示指螺纹面行直推法时,靠肘关节的活动来带动前臂和拇、示指行单一方向的推动。操作时动作要快,力量略轻,关节带动柔和,不可粘滞阻涩,频率每分钟 200~300 次。

【注意事项】

施术前必须借助按摩介质,介质的选择根据宝宝病情病性来确定,一方面为了不损害宝宝皮肤,另一方面为了进一步加强疗效;直推法要求施术者手指螺纹面在宝宝皮肤表面进行推动,不带动皮下组织;直推要求往单一方向推,不可来回往复,否则影响疗效。

2. 再以双手拇指螺纹面与示指桡侧(拇指在前,示指在后;或示、中指在前,拇指在后)相对着力,从骶尾部长强穴开始把皮肤捏提起来,并向上徐徐捻动,每捻 3 下,提 1 下(所谓三捏一提),一直捏提到大椎穴处,反复施术 3~5 遍。

捏法:以单手或双手的拇指与示、中两指或拇指与其余四指的指面做对称性用力,夹持住宝宝的皮肤,相对用力挤压并一紧一松逐渐移动。儿童按摩主要用于脊柱部位皮肤,故又称捏脊法(图 5-35)。

【适用部位】

适用于脊柱部位。

【操作】

宝宝取俯卧位或坐位,被捏部位皮肤裸露,施术者双手呈半握拳状,拳心向下,拳眼相对,用两拇指指面与示、中指指面相对用力夹持并捏住施术部位(一般为龟尾穴处)皮肤,拇指指面上推,示、中两指的指面交替前移,同时保持被捏起的皮肤不离开指面,始终处于被捏起状态,然后逐渐移动至大椎穴处。

【动作要领】

肩、肘关节放松,指间关节的活动灵活、协调;操作时既要有节律性,又要有连贯性;操作时用力要均匀。

【注意事项】

捏脊时要用指面着力,不能以指端着力挤捏。更不能将肌肤扭转,或用指甲对掐肌肤,否则容易产生疼痛;捏拿肌肤不可过度,提拿肌肤过多,则动作呆滞不易向前推进,过少则易滑脱;用力过重也易导致疼痛,过轻又影响疗效;挤压向前推进移动时,需做直线移动,不可偏斜;捏法靠慢工奏效,不可急于求成。

3. 然后以拇指螺纹面着力轻轻按揉各背俞穴 1 遍。应用按法(图 5-1)及指揉法(图 5-2),具体适用部位、操作方法、动作要领及注意事项同前。

(1)肺俞

【位置】

第 3 胸椎棘突,旁开 1.5 寸(图 5-36)。

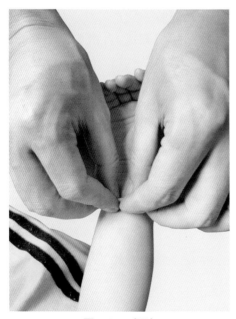

图 5-35 捏法

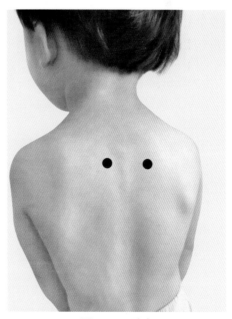

图 5-36 肺俞

【操作】

两拇指指腹或示、中两指指端揉,称为揉肺俞。操作 100~300 次。

【主治】

呼吸系统疾病。

【临床应用】

具有调肺气、止咳平喘、补虚损、清热之功效。按揉肺俞时蘸少量盐粉,效果更好。

(2)脾俞详见图 5-16,具体适用部位、操作方法、动作要领及注意事项同前。

(3)胃俞详见图 5-17,具体适用部位、操作方法、动作要领及注意事项同前。

(4)肾俞详见图 5-19,具体适用部位、操作方法、动作要领及注意事项同前。

二、儿童健脾按摩术

儿童为"稚阴稚阳"之体,一方面"生机蓬勃,发育迅速",体格、智力及脏腑功能均不断向完善和成熟方向发展,而其所需要的营养物质,均需脾胃化生之气血供应,因而决定了脾胃在儿童生理上的重要地位;另一方面,儿童"脏腑娇嫩,气血未充",胃肠幼弱,消化力薄,且又因生长发育快,所需营养物质多,因而儿童脾胃运化水谷的负担相对过大。如果喂养不当,极易引起脾胃功能紊乱,造成脾胃病的发生。故明代《育婴家秘》有儿童"脾常不足"之说。针对儿童脾胃生理特点,恰当实施按摩保健有健脾和胃,调理胃肠,改善食欲,促进儿童生长发育,增强儿童体质的作用。中医认为"脾主肉",儿童健脾按摩也有利于改善肌肉力量、增强运动功能,并且也是预防和减少儿童各种脾胃疾病发生的首选方法。具体按摩方法如下:

1. **推脾经** 施术者一手将儿童手握住,并将其拇指末节固定,另一手以拇指螺纹面着力,在拇指螺纹面上顺时针方向旋推 100~300 次。应用推法详见图 5-34,应用推脾经详见图 5-21,具体适用部位、操作方法、动作要领及注意事项同前。

2. **推大肠** 施术者以拇指桡侧面着力,沿儿童示指桡侧缘,自指尖直推至指根 100~300 次。

【大肠位置】

在示指桡侧缘,由示指尖至虎口呈一直线(图 5-37)。

【操作】

用右手示、中两指抵住儿童拇指根部,以右手拇指末节桡侧面从儿童示指第一指节正面向上斜行直推至虎口,100~300 次,称为清大肠,也称推大肠。

【主治】

肠道湿热或积滞引起的腹痛、腹泻、便秘等。

【临床应用】

具有消积导滞、清利湿热之功效。

3. **运内八卦** 施术者以拇指或中指螺纹面着力,以儿童掌心为圆心,沿从圆心到中指根的 2/3 为半径划圆做顺时针运法,施术 100~300 次。运法详见图 5-3,具体适用部位、操作方法、动作要领及注意事项

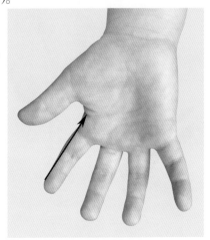

图 5-37 大肠

同前。

【内八卦位置】

手掌面以掌中心为圆心,从圆心至中指根横纹约 2/3 为半径划圆,八卦穴即在此圆圈上(图 5-38)。

【操作】

施术者以左手拿儿童左手,使掌心向上,用右手拇指外侧缘推运 100~300 次。

【主治】

呕吐、腹泻、咳嗽痰喘、食积腹胀、纳呆、烦躁不安等。

【临床应用】

顺运八卦能宽胸理气、止咳化痰、行滞消食;逆运八卦能降气平喘。

4. 揉板门 施术者以拇指端或中指端着力,揉儿童手掌大鱼际平面 100~300 次。揉法详见图 5-2,具体适用部位、操作方法、动作要领及注意事项同前。

【板门位置】

手掌大鱼际平面(图 5-39)。

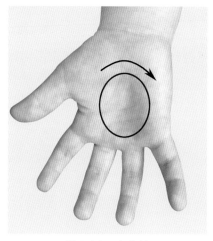

图 5-38 内八卦

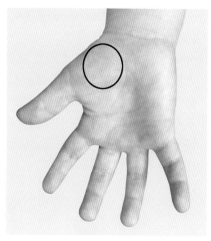

图 5-39 板门

【操作】

板门推向横纹,以拇指桡侧自宝宝拇指根推向腕横纹;横纹推向板门,自腕横纹推向拇指根;清板门来回推之。操作 100~300 次。

【主治】

胃热之口臭、吐泻、烦躁、鼻衄等。

【临床应用】

揉板门能健脾和胃、消食化滞;板门推向横纹主升止泻,横纹推向板门主降止吐;清板门能清脾胃之热,亦可用于"割治"以治疗疳积。

5. 分推阴阳 阴阳详见图 5-27,具体适用部位、操作方法、动作要领及注意事项同前。分推阴阳又称分阴阳,施术者以两手拇指螺纹面或桡侧面着力,自总筋向两侧分推 100~300 次。

分推法：施术者用双手或身体其他部位在宝宝体表相关穴位或部位上由内往外做单一方向的直线或弧线推动（图 5-40）。

【适用部位】

分推主要适用于线性穴位；拇指螺纹面或桡侧缘分推适用于头面部及四肢穴位；掌根分推适用于腰骶部及胸腹部穴位。

【操作】

患儿取坐位、仰卧位或俯卧位，充分暴露待施术部位，要求施术部位皮肤保持紧凑不疏松。施术者站于宝宝右侧或坐于前方或头后方，利用两个拇指螺纹面、桡侧缘或掌根部位在穴位上进行由内向外的对称性直线或弧线推动操作。

【动作要领】

要求施术者上肢放松，沉肩、屈肘、悬腕。用两个拇指螺纹面或桡侧缘分推时，如果施术于头面部，则先用两手小鱼际和其余四指尺侧端稳定儿童被施术穴位周边部位，如果施术于四肢部位，则用其余四指固定两旁肢体部位，然后靠两拇指掌指关节的内收外展运动来带动大拇指进行分推操作；用掌根做分推操作时，靠的是腕关节的旋外运动带动掌根部做分推操作。拇指桡侧做分推操作时动作要快，力量轻，速度快，频率每分钟 20~50 次；掌根做分推时，速度宜略慢，动作连贯，频率每分钟 20~30 次。

【注意事项】

分推法要求施术者在宝宝皮肤表面进行推动，不带动皮下组织；分推要求由内往外单一方向推，不可来回往复，否则影响疗效。

6. 运水入土　施术者以拇指螺纹面或桡侧面着力，自儿童小指尖经掌面稍偏尺侧，沿手掌边缘，运至拇指尖端 100~300 次。

【穴位位置】

由大指根至小指根沿腕部的一条直线（图 5-41）。

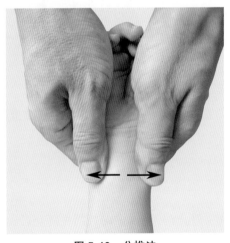

图 5-40　分推法

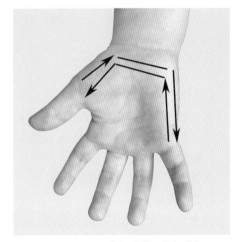

图 5-41　运水入土（运土入水）

【操作】

由小指根掐运至小天心，再至大指根，称为运水入土。操作 100~300 次。

【主治】

小便赤涩、腹胀、痢疾、吐泻、便秘、寐中露睛。

【临床应用】

有清热祛湿、健脾润燥之功效。

7. **揉外劳宫**　施术者以拇指端或中指端着力,揉儿童手背中央第3、4掌骨间,与内劳宫相对处100~300次。

【外劳宫位置】

手背第2、3掌骨交接处凹陷中,与内劳宫相对处(图5-42)。

【操作】

用拇指端或中指端按揉,称揉外劳宫;用掐法称为掐外劳宫。揉100~300次,掐3~5次。

【主治】

风寒感冒、腹泻、痢疾、遗尿、疝气等。

【临床应用】

本穴多用揉法,为温阳散寒、升阳举陷之佳穴,可用于一切寒证,无论外感风寒之鼻塞流涕,还是脏腑积寒、完谷不化、寒痢腹痛等症皆可用。

8. **按揉足三里**　施术者以双手拇指端着力,按揉儿童两侧的足三里穴100~300次。足三里详见图5-15,具体适用部位、操作方法、动作要领及注意事项同前。

9. **揉涌泉**　施术者以拇指端或中指端着力,揉儿童涌泉穴100~300次。

【涌泉位置】

足底,屈足卷趾时,足心最凹陷处(图5-43)。

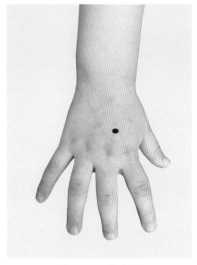

图 5-42　外劳宫

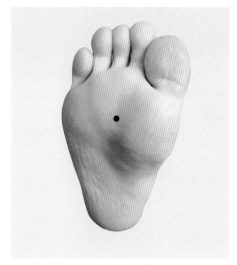

图 5-43　涌泉

【操作】

以拇指端或中指端揉,称为揉涌泉。从涌泉往足趾端推,称为推涌泉。操作100~300次。

【主治】

发热、五心烦热、呕吐、腹泻、智力运动障碍等的治疗与保健。

【临床应用】

具有清热除烦、引火归元、退虚热、止呕止泻之功。揉按涌泉可治疗呕吐、腹泻,但临床应用时有男女之别。男孩:左揉转止吐,右揉转止泻;女孩:左揉转止泻,右揉转止吐。若吐泻兼作,则左右揉转,次数相等。

10. **摩腹**　施术者以手掌面或四手指螺纹面着力,顺时针或逆时针方向摩儿童腹部5分钟。

(1)摩法:指掌自然伸直,腕关节稍背伸,用掌面着力,用力附着在宝宝体表一定部位,腕关节放松,前臂主动运动,通过腕关节连同着力部分做顺时针或逆时针的环形摩动(图 5-44)。

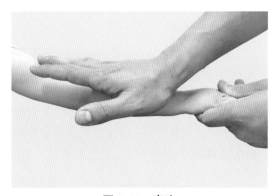

图 5-44　摩法

【适用部位】

掌摩法主要适用于躯干部和面状穴位。

【操作】

要求施术者上肢放松,沉肩、屈肘、悬腕,手、腕关节呈一直线,腕关节放松,唯一活动的只有施术侧的肘关节。

【动作要领】

掌摩法操作时,要求速度稍缓、动作连贯。频率每分钟 100~300 次。

【注意事项】

掌摩法要求施术者手掌掌面固定于宝宝皮肤表面,操作时在皮肤表面进行一定范围的摩擦,不带动皮下组织;掌摩法顺序可为顺时针,也可为逆时针方向。

(2)分推腹阴阳、摩腹

【位置】

腹部(图 5-45)。

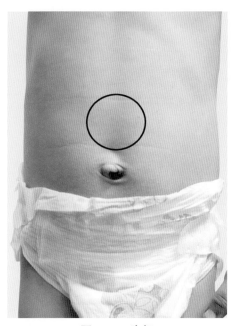

图 5-45　腹部

【操作】

沿肋弓角边缘或自中脘至脐,向两旁分推,称为分推腹阴阳,用掌或四指摩,称为摩腹。分推 100~200 次;摩腹 5 分钟。

【主治】

儿童腹泻、呕吐、恶心、便秘、腹胀、厌食。

【临床应用】

有健脾和胃、理气消食和止泻之作用,常与捏脊、按揉足三里合用,作为儿童保健手法。

11. 分推中脘　施术者以两手拇指螺纹面或桡侧面着力,自儿童中脘穴斜向两胁下软肉处分推 100~300 次。

中脘详见图 5-20,具体适用部位、操作方法、动作要领及注意事项同前。

12. 揉脐　施术者以拇指螺纹面着力,揉儿童肚脐 100~300 次。

【脐位置】

肚脐正中(图 5-46)。

【操作】

用中指端或掌根揉,称为揉脐;用指摩或掌摩称为摩脐。揉 100~300 次;摩 5 分钟。

【主治】

腹泻、便秘、腹痛、疳积等。

【临床应用】

具有温阳散寒、补益气血、健脾和胃、消化导滞之功效。

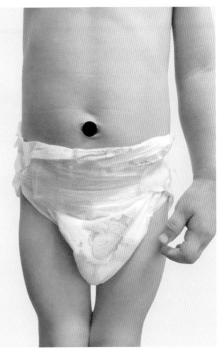

图 5-46 脐

三、儿童保肺按摩术

中医学认为,"肺为娇脏",易感外邪。且儿童脏腑娇嫩,更易因气候骤变、寒温失调而感邪入肺,引起感冒、咳喘等疾病。肺功能的好坏直接影响到运动水平的发挥,也就是所谓的有氧运动离不开肺功能的支持。实施保肺按摩保健能够调理儿童脏腑功能,促进儿童的生长发育,增强儿童的体质及其抗病能力,维持和改善其运动功能。具体按摩方法如下:

1. 揉乳旁　施术者以中指或示指螺纹面着力,揉儿童乳头旁 2 分 100~300 次。

指揉法详见图 5-2,具体适用部位、操作方法、动作要领及注意事项同前。

2. 补肺经　施术者以拇指螺纹面着力,自儿童环指螺纹面顺时针方向旋推 100~300 次。

(1)旋推法:施术者用拇指螺纹面在宝宝体表相关穴位或部位上做顺时针方向的回旋往复推动(图 5-47)。

【适用部位】

适用于颜面、手及面状穴位。

【操作】

施术者先以其余四指指腹端支撑固定在儿童待施术穴位或部位周围,再以施术大拇指掌指关节的主动运动带动拇指螺纹面在穴位或部位上予以顺时针方向的回旋运动。

【动作要领】

要求施术者上肢放松,沉肩、屈肘、悬腕,掌指关节放松,唯一活动的只有施术拇指的掌指关节。旋推操作时,要求速度平快、动作连贯。频率每分钟 100~300 次。

【注意事项】

旋推法同样要求施术者在宝宝皮肤表面进行操作,不带动皮下组织;旋推法顺序为顺时针方向。

(2)肺经

【位置】

无名指末节螺纹面(图 5-48)。

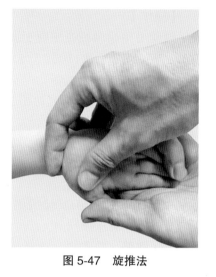

图 5-47 旋推法

【操作】

以拇指螺纹面贴在儿童无名指螺纹面上做顺时针旋转推法,为补肺经。由儿童无名指端直推向指根为清肺经。补肺经与清肺经统称为推肺经法,操作 100~300 次。

【主治】

肺气不足引起的咳嗽、气喘、自汗怕冷、容易感冒等;肺经实热之感冒、发热、咳嗽、气喘痰鸣等。

【临床应用】

补法能宣肺益气、固表敛气;清法能宣肺解表、利咽止咳、顺气化痰、通便。

3. **推天柱** 施术者以拇指或示、中指螺纹面着力,自儿童枕骨下,向下直推至大椎穴 100~300 次。直推法详见图 5-34,具体适用部位、操作方法、动作要领及注意事项同前。天柱详见图 5-11,具体适用部位、操作方法、动作要领及注意事项同前。

4. **掐揉四横纹** 施术者以拇指指甲着力,掐儿童该穴 3~5 遍,然后以拇指螺纹面着力,揉该穴 100~300 次。

掐法详见图 5-6,具体适用部位、操作方法、动作要领及注意事项同前。

【四横纹位置】

在掌面第二至第五指、第一指间关节横纹处(图 5-49)。

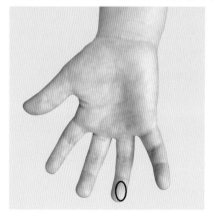

图 5-48 肺经

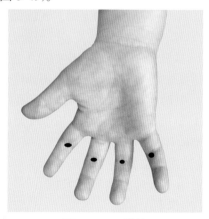

图 5-49 四横纹

【操作】

拇指甲掐揉,称为掐四横纹;四指并拢从示指横纹处推向小指横纹处,称为推四横纹。掐5~10次,推100~200次。

【主治】

疳积、腹胀、腹痛、气血不和、消化不良、惊风、气喘、口唇破裂等。

【临床应用】

掐之能退热除烦、散瘀结,推之能调中行气、和气血、消胀满。常与补脾经、揉中脘等合用。也可用毫针或三棱针点刺本穴出血,治疗疳积效果好。

5. **推脾经** 施术者一手将儿童手握住,并将其拇指末节固定,另一手以拇指螺纹面旋推儿童拇指末节螺纹面100~300次。

直推法详见图5-34,具体适用部位、操作方法、动作要领及注意事项同前。

脾经详见图5-21,具体适用部位、操作方法、动作要领及注意事项同前。

6. **运内八卦** 施术者以拇指或中指螺纹面着力,以儿童掌心为圆心,从圆心到中指根的2/3为半径划圆做顺时针运法,施术100~300次。

运法详见图5-3,具体适用部位、操作方法、动作要领及注意事项同前。

内八卦详见图5-38,具体适用部位、操作方法、动作要领及注意事项同前。

7. **揉板门** 施术者以拇指端或中指端着力,揉儿童手掌大鱼际平面100~300次。

指揉法详见图5-2,具体适用部位、操作方法、动作要领及注意事项同前。

板门详见图5-39,具体适用部位、操作方法、动作要领及注意事项同前。

8. **摩腹** 施术者以手掌面或四手指螺纹面着力,顺时针或逆时针方向摩儿童腹部5分钟。

摩法详见图5-44,具体适用部位、操作方法、动作要领及注意事项同前。腹详见图5-45,具体适用部位、操作方法、动作要领及注意事项同前。

9. **捏脊** 施术者以拇指螺纹面与示指桡侧面相对着力,从尾椎骨端捏至大椎穴3~5遍(参见儿童捏脊保健)。

捏法详见图5-35,具体适用部位、操作方法、动作要领及注意事项同前。

（罗 伟）

参考文献

1. 佘建华. 小儿推拿. 北京:人民卫生出版社,2010.

2. 曲生健,吕美珍. 小儿推拿. 北京:人民卫生出版社,2012.

3. 廖品东. 小儿按摩. 北京:科学技术文献出版社,2001.

4. 房敏,宋柏林. 按摩学. 北京:中国中医药出版社,2016.

6

第六章

儿童运动发育障碍的护理策略

儿童运动发育障碍的患儿恢复期较长,其功能康复是一项长期艰苦的工作,该类患儿要实现全面的康复,除了必要的医疗康复外,持之以恒的家庭康复训练也很重要,这样才能达到最大程度的功能康复,日常生活活动能力能反映患儿在家庭内和社区中活动最基本的能力,所以做好日常生活的护理是至关重要的。下面介绍在抱患儿和患儿进食、穿衣、睡眠、如厕、营养、教育、心理等方面,家长如何进行正确、良好的护理。

第一节　运动发育迟缓患儿的抱法

不能独坐、站、走的运动发育迟缓患儿,母亲常将其抱在怀里。如果抱的姿势不正确,异常姿势得以强化,阻碍了正确姿势的形成,会影响患儿的康复效果。以下介绍几种运动发育迟缓患儿的抱法以及注意事项,抱患儿时要纠正其异常姿势,使患儿头、躯干尽量处于或接近正常的位置,双侧手臂不受压。

一、运动发育迟缓患儿的抱法

动作要领:怀抱患儿时,应避免其面部靠近家长胸前,防止患儿丧失观察周围环境的机会。头控差而双手能抓握的患儿,可令其用双手抓住家长的衣服,搭在家长的肩、颈部(图 6-1)。

二、痉挛型脑性瘫痪患儿的抱法

动作要领:家长一手托住患儿臀部,一手扶住其肩背部,将患儿竖直抱在怀里,将其两腿分开,分别搁置在家长两侧髋部或一侧髋部的前后侧,再弯曲从而达到缓解下肢痉挛的目的(图 6-2)。

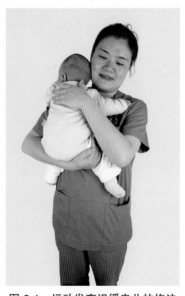

图 6-1　运动发育迟缓患儿的抱法

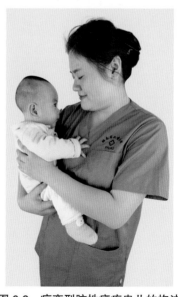

图 6-2　痉挛型脑性瘫痪患儿的抱法

三、不随意运动型脑性瘫痪患儿的正确抱法

动作要领：怀抱患儿时，应注意对称性姿势的保持，头居正中位，防止因头部姿势变换导致的刺激性紧张出现，也可用患儿仅头和躯干的侧面得到依靠的抱姿，那么患儿身体获得的支持面积小，可以增强稳定性，达到抑制其不自主运动的目的（图 6-3）。

四、肌张力低下患儿的抱法

动作要领：怀抱肌张力低下患儿时，要使患儿的头、躯干竖直居中，家长用双手托住患儿臀部，使其背部依靠在家长胸前，以防发生脊柱后突或侧弯畸形，也有利于训练患儿的正确躯干直立姿势（图 6-4）。

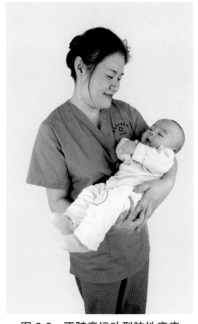

图 6-3　不随意运动型脑性瘫痪
　　　　患儿的正确抱法

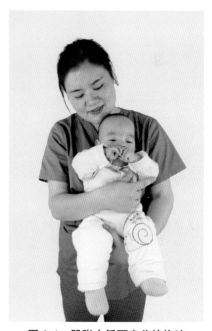

图 6-4　肌张力低下患儿的抱法

五、由床上抱起的抱法

动作要领：抱起伸肌张力增高的患儿时，先将患儿的头和身体侧转，面部朝向家长，然后再将患儿抱起。将患儿放回到床上时，也同样采取先将患儿转换成侧方悬空位，然后再放下的方法（图 6-5）。

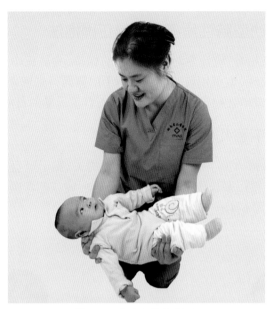

图 6-5 由床上抱起抱法

第二节 运动发育迟缓患儿的睡眠姿势

　　正常宝宝可以随心所欲地躺在床上,而许多运动发育迟缓患儿由于紧张性颈反射的影响,头很难摆在正中位,常常是倾向一侧,并且头紧紧地贴在枕头上,长久地保持这种异常姿势将会发生脊柱关节的变形,所以不良的睡眠姿势会影响儿童的正常发育。

一、侧卧位睡姿

　　动作要领:侧卧适合各种脑性瘫痪患儿,痉挛型患儿侧卧时痉挛症状有所改善,对于姿势不对称的脑性瘫痪患儿可以纠正其不对称姿势,而且患儿在侧卧时,两手易伸向中线位,可促进上肢运动的发展,有利于用手抓物(图 6-6)。

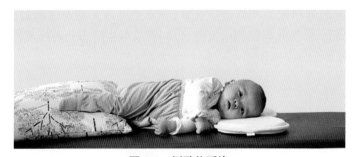

图 6-6 侧卧位睡姿

二、俯卧位睡姿

动作要领：俯卧适合屈曲性痉挛脑性瘫痪的患儿。俯卧可促进患儿抬头,训练患儿头部控制能力,还可以促进髋关节和脊柱的伸展。通常可以在患儿胸部垫小枕或小卷筒,家长用手轻压住儿童的臀部,进行俯卧位训练(图6-7)。

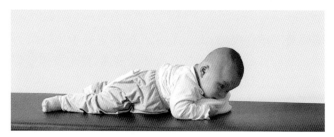

图 6-7　俯卧位睡姿

三、仰卧位睡姿

动作要领：对于背伸肌紧张的患儿来说,仰卧位较适宜,我们可以在患儿枕部垫上小枕缓解头背屈。必须注意的是枕头不要枕到脖子和肩部,否则适得其反(图6-8)。

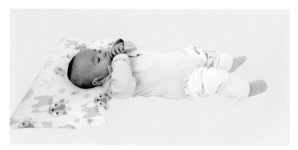

图 6-8　仰卧位睡姿

第三节　运动发育迟缓患儿的进食方法及护理

给婴儿喂食几乎是每一个做家长的必修课。家长也许很少会过问正确的喂食与患儿的正确生理发育有什么关系,其实,正确的喂食方式是患儿以后语言发育的重要基础。

对于运动发育迟缓患儿的家长来说,在给患儿喂食时会遇到种种麻烦,特别是那些颜面部痉挛,口腔闭合困难,咀嚼、吞咽运动不能很好完成的患儿,喂食时更是困难重重。但进食训练是日常生活能力的基础训练。进食训练的第一步是体位的选择,在体位的选择和摆放时,一定要纠正异常姿势,避免不必要的不自主运动和动作的出现;而身体双侧对称,是一切动作的基础,也是进食时选择体位的另一特点。当然,所有的患儿不可能只适用于一种体位。在日常生活中,家长应遵循下述几个进食体位的原则,根据患儿自身的特点,选择一个最适合的体位。

一、正确的喂食姿势

运动发育迟缓患儿因为其口腔运动功能、吞咽功能可能都会有一定的影响,这就要求我们护理人员必须要掌握针对这类患儿常用的喂食技巧,总体来说,主要有以下两种喂养姿势:

1. **半卧位哺喂姿势**　动作要领:患儿在家长的怀里处于半卧位,头部搁在家长的胳膊肘上,肩背部由家长的前臂承托,双手放在身体的前面,整个身体姿势相对对称,全身的肌张力相对正常,喂食也就比较容易进行(图6-9)。

2. **坐立位哺喂姿势**　要求患儿具备一定的头部控制能力和躯干直立能力才能采用该种方式。动作要领:家长保持两腿一高一低的姿势,让患儿坐于自己位置低的一条腿上,膝关节屈曲下垂,并将患儿背部靠于家长位置高的另一条腿上(图6-10)。

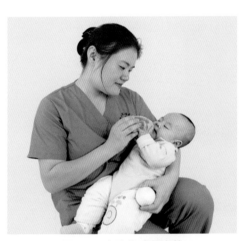

图6-9　半卧位哺喂姿势

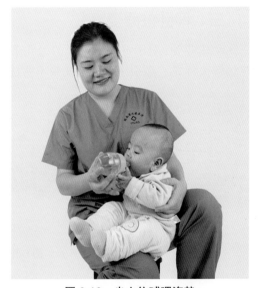

图6-10　坐立位哺喂姿势

二、大龄脑性瘫痪儿进食体位

动作要领:患儿的头部略微向前倾,背部伸直,双侧肩膀向内收,髋关节屈曲呈直角,并略微分开,膝关节屈曲后应略高于髋关节,双足底有所支撑。在这种体位下,进食时,患儿全身肌张力不会因此提高(图6-11)。

三、口腔闭合困难患儿的喂食

脑性瘫痪患儿进食困难的原因之一,就在于他的上下颌关节痉挛无法合拢,而且下颌经常倾斜到一侧,舌头偏向于口外部,很难将水和食物输送到咽部。针对这些进食障碍,家长可采用适当方法诱导患儿进食。

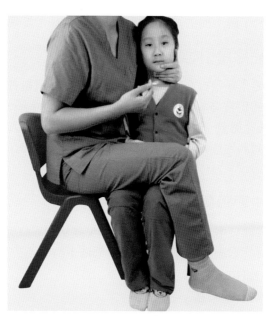

图 6-11　大龄脑性瘫痪儿进食体位

动作要领：家长用 3 个手指来纠正或抑制不正确的下颌骨的位置。示指指腹放在患儿下颌中部，以施加一向内的推力。拇指摆放在脸的一侧，是为了防止及纠正头向侧方倾斜和下颌的侧向横移。中指摆放下颌以下，在嘴张开时，可利用这只手指施加一定压力来抑制舌头向前伸，同时也可帮助示指来控制张开的嘴（图 6-12）。

这种手法多用于下颌侧向横移较严重的脑性瘫痪患儿。此时拇指摆放在脸的一侧来抑制下颌的侧向移动，示指摆放在下颌前部以控制开口、闭口、头部向前屈曲的动作。

需注意有一些患儿有强烈的咬牙反射，当调羹一放进嘴里，其会反射性地立即用牙将调

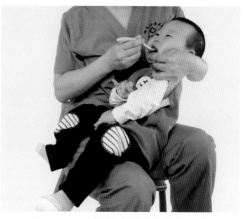

图 6-12　口腔闭合困难患儿的喂食

羹牢牢咬住。在这种情况下，家长千万不要采用暴力将调羹抽出，因为这样会损伤患儿的牙齿，也会刺激患儿咬得更牢。正确的操作手法是：耐心等待患儿松口，然后迅速取出。当然，家长如果知道患儿有这样的反射，就应该避免使用坚硬的金属调羹，而选用塑料调羹给患儿喂食，以保护患儿牙齿。

第四节　穿脱衣服及护理

帮助儿童穿脱衣服是每一个家长每天的必修课，可是许多家长却没有注意到不恰当

的方法将加重患儿病情,了解下面的知识将有助于患儿的日常护理。

一、正常发育程序是引导穿脱衣服的原则

生后 12 个月正常婴儿开始有穿脱衣服的协同动作。如脱鞋伸脚,伸出手穿袖子。生后 18 个月可保持独坐的正常姿势,故可用手脱鞋、脱袜或脱帽子,宝宝可能会摔掉它们,但多是无心的举动。18 个月到 2 岁,可以做出各种协同动作,2 岁时可以自己脱衣服。先记住脱衣服的方法,手的动作逐渐灵活而能穿上。到 4 岁、5 岁时除扣纽扣、系鞋带外,可以穿脱衣服。

二、穿上衣的主要障碍表现

1. 不能将上肢放进袖口中,不能将上衣上举过头或从背后绕到身体的另一侧。
2. 不能脱、穿套头衫,不能用手将衣服的后背部向下拉。
3. 不能解开或系上纽扣、开关拉链和按扣。
4. 不能拿较重的衣服,如夹克。
5. 分不清上衣的上、下、前、后及左、右以及它们与身体各部位的关系。

三、穿裤子、鞋、袜的主要障碍表现

1. 手不能摸到脚。
2. 不能站着提裤子。
3. 不能抓住裤腰并系皮带。
4. 不能解开或系上扣子,不能开关拉链,不能系鞋带。
5. 分不清裤子的上、下、前、后及左、右以及他们与身体各部位的关系。

四、运动发育迟缓患儿穿脱衣服

痉挛型脑性瘫痪的患儿生后 8~9 个月或再小一点时,在穿、脱衣服过程中家长都会感到患儿有抵抗,例如换纸尿布时分腿难,伸袖子时胳膊伸直困难,但手足徐动型脑性瘫痪患儿并不是这样,往往是在坐位时表现为头不能抬,身体控制不好,或硬直时,家长才感觉到穿脱衣服困难,此时如观察其姿势,可发现其在仰卧时头和肩紧贴床,髋关节强直,下肢呈交叉位倾向,这时要注意培养患儿穿脱衣服的兴趣,如将玩耍贯穿到穿脱衣服的过程中去,斥责是没有任何意义的。

1. **俯卧位穿脱衣服**　重症患儿最好用俯卧位穿脱衣服的方法。可用硬枕头放入头下,托其肩膀从床上抬起,两臂易向前方伸出,髋关节亦易屈曲。患儿俯卧在家长腿上,让肩稍向前伸,将手臂向前拉使之伸直,阻力少一些,抵抗少了,两臂易穿到袖子中去(图 6-13)。

2. **侧卧位穿脱衣服**　当患儿侧卧位时头

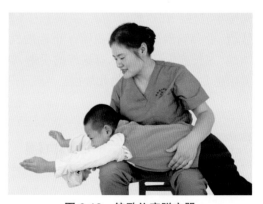

图 6-13　俯卧位穿脱衣服

和两肩前伸,故容易套头和不绕缠肩膀,背部系带也方便。多数患儿在侧卧位时,髋、膝、踝都容易屈曲,不用太费劲可以穿裤子,穿短袜、鞋子等。侧卧位时,由于四肢僵硬减少,可增加头、眼及手的控制,患儿能看周围事物,会开始配合,矫正自己的动作,共同穿着衣服(图 6-14)。

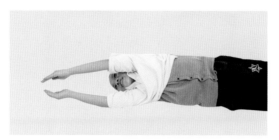

图 6-14　侧卧位穿脱衣服

3. 坐位穿脱衣服　穿脱衣服最重要的是使患儿坐在一个平坦安全的地方,易滑的地方或放在高垫的箱子上都不好,患儿一旦倾斜,或体重放在一侧臀部则可能失去平衡而导致穿脱衣服障碍。多数患儿在坐着穿衣服时往往伸不上袖子而滑落,这是由于身体和肩部在后方,髋关节伸开时手臂前拿非常困难所致。让儿童看到母亲在做什么,穿衣服时会配合。

对支持不住的运动发育迟缓患儿,脊柱对着母亲身体充分向前倾是比较简单的方法,把婴儿抱在膝上坐着穿更为合适。坐在地上或桌上,从背后来控制,可以帮助患儿臀部弯曲,身体充分前倾,这样无论抬头、拉手或弯脚,患儿都不会立刻失去平衡而倒下(图 6-15)。

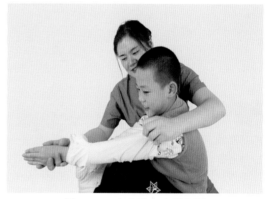

图 6-15　坐在膝上穿脱衣服

第五节　如厕护理

如厕训练适用于 2 岁以上的患儿,脑性瘫痪患儿如厕的障碍主要表现在以下几个方面:

1. 不能上下坐便器。
2. 手不能接触到会阴部。
3. 不能拿住和使用卫生纸。
4. 不能穿脱裤子。
5. 不能使用尿壶或便器。

如厕训练动作要领:将便器固定于带有握棒或支撑杆的支架中,前面可设横木以利支持身体平衡。使用把手,男性患儿可以一个人大、小便。利用牢固的支持,患儿可以很好地上下提裤子(便器式样图见图 6-16)。

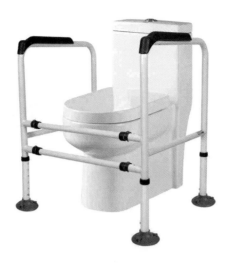

图 6-16 便器式样图

（龙 焱 罗 伟 符 莎）

参考文献

1. 郑彩娥,李秀云.实用康复护理学.2版.北京:人民卫生出版社,2018.
2. 杜春萍.康复医学科护理手册.2版.北京:科学出版社,2018.
3. 燕铁斌,尹安春.康复护理学.4版.北京:人民卫生出版社,2017.

7

第七章

常见儿童运动发育障碍疾病及干预对策

运动是一个复杂的过程。跑步、翻书、眨眼、端起杯子喝茶,甚至转头看一只鸟都包含着起始于脑的运动通路。信息从脑下传至脊髓,然后从脊髓通过周围神经下传至身体各部位的肌肉,最后由肌肉负责执行运动。有些运动是自发的,比如我们碰到一个滚烫的物体时会迅速缩手;有些则需要考虑再三,比如在一个寒冷的冬天起床。许多疾病可影响这条通路,脑、脊髓、神经或肌肉的疾病都可引起运动障碍。本章主要介绍几种常见的引起儿童运动障碍的疾病。

第一节 脑性瘫痪

一、脑性瘫痪的概念

脑性瘫痪(cerebral palsy,CP),是一组持续存在的中枢性运动和姿势发育障碍、活动受限综合征,这种是由于发育中的胎儿或婴幼儿脑部非进行性损伤所致。脑性瘫痪的运动障碍常伴有感觉、知觉、认知、交流和行为障碍,以及癫痫和继发性肌肉、骨骼问题。

脑性瘫痪造成的大脑功能异常是静态而非进展性的异常,也就是说这种异常或疾病进展不会随着时间延长而变得更糟,与脑性瘫痪相关的运动障碍也不会随着时间延长而恶化。脑性瘫痪相关的运动异常也不是暂时的,而是持续存在的。因此,如果一个孩子只有暂时性的运动问题或者随着时间的进展运动障碍不断恶化,那这个孩子就不是脑性瘫痪。脑性瘫痪的孩子经常合并有许多其他问题,大部分问题与大脑损伤有关,包括癫痫、智力发育迟缓、学习障碍或者其他问题。

每个脑性瘫痪的孩子都是不同的,这个概念描述的是一组不同疾病的总称。脑性瘫痪的运动障碍程度也轻重不一。轻度脑性瘫痪的孩子可能只有某个手或腿不灵活,旁人甚至察觉不到;重度脑性瘫痪的孩子则生活不能自理。

二、脑性瘫痪的类型及临床表现

1. 脑性瘫痪的类型 脑性瘫痪的运动障碍可能随着年龄的增长发生变化,在出生后前 2 年这种变化尤其明显。

脑性瘫痪分类主要依据:①运动障碍的类型和身体受累的部位;②运动障碍的严重程度。

根据运动障碍的类型和身体受累的部位可将脑性瘫痪分为:痉挛型双瘫、痉挛型偏瘫、痉挛型四肢瘫、不随意运动型脑性瘫痪、共济失调型脑性瘫痪以及混合型脑性瘫痪。

脑性瘫痪根据运动障碍严重程度分类主要采用粗大运动功能分级系统(gross motor function classification system,GMFCS),其中 GMFCS Ⅰ级最轻,GMFCS Ⅴ级最重。

2. 脑性瘫痪的临床表现 脑性瘫痪的运动障碍随着儿童成长发生变化,不同时期儿童脑性瘫痪运动障碍的表现也有一定的差别。脑性瘫痪的运动障碍表现比较复杂,由于型别不同,运动障碍的表现也不同。

（1）痉挛型脑性瘫痪主要表现为腱反射亢进、踝阵挛等症状，被动伸展关节时，有折刀样感觉，称折刀征。常出现上肢屈曲、内收与内旋、腕关节屈曲，拇指内收。下肢出现髋关节屈曲，躯干前屈，膝关节屈曲、内旋、尖足，双下肢内收、内旋、交叉。坐位呈拱背坐与长坐位。根据受累部位不同可分为偏瘫、双瘫和四肢瘫。

（2）不随意运动型脑性瘫痪最主要的特征为肢体的不随意动作，这种不随意动作安静时消失，有意识动作时出现，表情奇特，挤眉弄眼，或哭或笑，想取玩具，手反而伸到相反方向，拿不到玩具，想拿食物送到嘴里，可是头却转到相反方向而吃不到食物，头的控制能力差，颈部有不随意动作。患儿斜颈，颈不稳定，如令其伸展颈部或背屈头部时，患儿却不协调、不随意动作，较小婴儿在不随意动作未出现前，多表现为肌紧张低下，对各种感觉刺激十分敏感，例如受刺激时突然出现肌紧张，对声音、光线触碰的感觉都过敏，呈现一种惊吓反应，出现过度异常运动，这一点与感觉反应系统阈值低下有关系。

（3）共济失调型脑性瘫痪精神运动发育延迟，独立步行的时间一般在5岁左右，表现为肌张力低下，被动性增强，平衡障碍，为了立位的稳定常将两足分开，使支持基底面加宽，加上肌张力低下的原因，长时间会形成扁平外翻足。步行时见躯干粗大的摇摆动作，步态蹒跚不稳，似醉酒状态。语言发育迟滞，吐字不连贯，有断续性语言，或有暴发语言，智力发育迟滞。临床检查体征可见意向性震颤、眼球震颤、对距离的测定障碍。共济运动障碍如闭目难立征阳性，指鼻试验无论睁眼和闭眼都不能很好地完成，轮替动作缓慢、不协调，跟 - 膝 - 胫试验动作不稳或失败。

（4）混合型脑性瘫痪主要表现为以上分型中2种或2种以上类型的体征和症状在一个患儿身上出现。

三、脑性瘫痪的发生概率

全球范围内建立了多个脑性瘫痪登记系统，包括澳大利亚全境、英国、北美和斯堪的纳维亚半岛的部分地区。脑性瘫痪登记十分必要，因为它帮助我们了解脑性瘫痪发生的趋势以及导致不同趋势的原因。在上述地区，脑性瘫痪的发生率是（2.0~2.5）/1 000活产婴儿。

四、脑性瘫痪的发生原因

原因不尽相同，可以发生在妊娠期、围生期、生后数天或数周以及5岁以内任一时间，这时是大脑的快速发育期。

1. 出生前

（1）如果在妊娠早期，大脑未能正常生长和形成，就可能导致脑的畸形。这种畸形一般在妊娠12~20周出现，生后可由脑磁共振（MRI）扫描进行鉴别。这些畸形有各自的名称，如无脑畸形、前脑无裂畸形和脑发育不全，部分有遗传基础。

（2）如果母亲在妊娠早期有特殊的感染如风疹或巨细胞病毒感染，胎儿的脑发育可能会有异常。风疹和巨细胞病毒感染在母体都十分轻微，可能只是一次感冒或流感样过程。现在可以进行风疹疫苗接种，但巨细胞病毒尚没有疫苗。

（3）一些孩子在妊娠期有"卒中"史，这在生后可由脑扫描得到确诊。

（4）代谢问题可能导致脑损伤，但这比较罕见。

2. 产时及生后即刻

（1）在生产过程中，婴儿可能未获得充足的氧气。有许多原因可导致缺氧，如母亲有大出血、脐带脱垂或者难产。如果有缺氧，婴儿在生后往往会有"缺氧缺血性脑病"或"新生儿脑病"，伴随着易激惹、觉醒障碍、喂养困难和惊厥。

（2）婴儿有严重感染也会导致脑组织损伤，如生后数天或数周内的脑膜炎。

3. 生后数月或数年

（1）如果孩子发生意外，如在生后前几年发生了车祸或溺水，则可能导致永久性的脑组织损伤。

（2）这个时期发生严重的脑部感染，如脑膜炎或脑炎，也可能导致脑组织损伤。

在一些脑性瘫痪孩子中，尽管进行了详细的病史采集和各种检查，但脑性瘫痪原因仍然未知。随着新技术如 MRI 扫描和更精细的血液学检查，更多的病因可能会慢慢浮出水面。目前建议脑性瘫痪孩子进行特殊、精确的影像学检查。

目前的研究显示，大约 75% 的脑性瘫痪归因于妊娠期因素，10%~15% 归因于产时或新生儿期因素，另有 10% 是由生后前几个月或几年内的其他因素导致的。引起 5~6 岁儿童永久性神经缺陷的问题都可归入脑性瘫痪的成因，许多脑性瘫痪的风险因素已被确认，特别高危的因素是极小的早产儿。很难区分是神经发育问题导致了早产还是早产后出现的问题导致了脑性瘫痪。早产儿的脑组织损伤通常为侧脑室周围白质软化，指侧脑室附近的脑白质发生了病变。

通常父母会纠结于脑性瘫痪的原因，并且耗费大量时间思考它为何发生，这是可以理解的。他们会自责在妊娠期或产时做过或没做过什么，通常他们自责的事情可能并不是真正的原因或者根本无法预防。如果能与别的家庭或一起照料孩子的人讨论或分享他们的故事，可能会有所帮助。

五、脑性瘫痪的诊断

脑性瘫痪的诊断一般不是那么容易，尤其是对早产儿。神经系统症状可能在第 1 年不断变化，比如痉挛通常不会在生后数周内就表现出来，有时异常的神经系统症状也会在此期间消失。对于迫切想要知道孩子是不是脑性瘫痪的家庭而言，这段时期十分艰难。通常在以下几种情况时需要引起注意：

1. 高危儿，如早产或新生儿脑病的婴儿。

2. 未达到运动发育指标，尤其是坐、站或走的延迟。

3. 不对称的运动模式，如出生后数月就有非常喜欢固定使用一侧手的迹象。

4. 异常的肌张力，尤其是痉挛（僵硬）或低张力（松软）。

医师需要详细询问妊娠期、出生时和新生儿期的情况，并且仔细观察孩子，这种观察往往能提供比"手把手"体检更多的信息，如孩子是否存在或缺乏与年龄相适应的运动技能及其质量。体检包括肌张力和反射的检查。脑性瘫痪不能靠单一检查明确，诊断必须建立在询问病史、观察孩子及体格检查的基础上，脑扫描等辅助检查可帮助明确病因。

六、孩子可能存在的其他问题

一些孩子可能会有与脑性瘫痪相关的残障，有些则可能会有特殊的健康问题，另外还可能存在运动障碍继发的问题。以下列出的问题可能会令人害怕,但所有的问题不会发生在同一个孩子身上,而且很多问题都有它特定的解决方式。

1. 听力问题　孩子在出生前就可以听到声音。有声音时,尤其是在人类发声频率及响度范围内的声音,小婴儿会安静下来、眨眼、惊吓或哭闹。随着发育的进行,婴儿会朝声音的方向转移视线,接着会转动头部寻找声音,他们会学习鉴别人的说话声和其他的声音。

听力对于言语和交流的发育至关重要。脑性瘫痪患儿的听力障碍虽然不常见,但每个孩子都需要在上幼儿园前由专业的听力师进行听力检测,当有所担心时要提早检测。听力师在隔音房对孩子进行检测,观察他们对于不同声音的反应,如必要时再用耳机进行更精细的测试。听力损失有多种类型。外科手术引流中耳积液并留置引流管可能会有帮助。助听器可以用于一些特定的听力损失的孩子。现在越来越多重度听力丧失的孩子接受了耳蜗植入。对于有严重身体残障而无法进行口语交流的孩子而言,耳蜗植入可能使他们能更加留心到周围的环境,并做出适当的行为举动,从而提高他们的生活质量。

2. 视力问题　视觉发育在生后数月内迅速发展。出生时,婴儿就可对光线做出反应;生后数周内,就能注视周围的物体,尤其是母亲的脸庞;这种注视逐渐发展,在3个月时,婴儿注视周围物体的能力就和成人差不多了。

我们需要特别注意视觉的发育并正确地观察。脑性瘫痪患儿可能存在各种各样的视力问题。而测试小婴儿的视觉能力是一项困难的工作。所有的脑性瘫痪患儿都必须由专业的视光师定期进行视力检查,如有必要,从生后早期就开始。

视力问题包括:①斜视,可以用眼罩、眼药水或手术来改善;②屈光问题,如远视或近视,可以戴眼镜矫正。另外,一些孩子的视力问题是由控制视觉的大脑区域受损导致的,这称为皮质视觉障碍。

3. 癫痫　大约1/3的脑性瘫痪患儿会发生癫痫。癫痫有许多种类型,医师在对癫痫发作的类型进行细致诊断后会使用不同的抗癫痫药物,尽可能做到最大限度地控制癫痫并使不良反应降到最低。有些孩子可能只有偶尔几次的癫痫发作;另一些则可能更频繁,并需要求助于儿童神经内科医师。

4. 智力或学习问题　脑性瘫痪患儿的智力水平参差不齐。尽管在早期评估孩子的学习能力有一定困难,但一名专业的儿童心理测试人员仍能提供关于智力发展的相关信息。具有严重身体残障的孩子也可以有正常的智力水平。

5. 言语语言问题　理解性和表达性语言发育迟缓以及构音问题常常发生。

6. 感知觉障碍　感知觉障碍是指不能正确感知物体的大小或形状等,因症状不明显,往往到学龄期才被发现。

7. 健康问题　脑性瘫痪患儿和正常同龄孩子会有相似的健康问题,他们也会咳嗽、感冒,也会发生水痘。但按时按序接种疫苗非常重要。下面介绍几种脑性瘫痪患儿的特殊健康问题。

(1)生长发育迟滞(营养不良):一些重度脑性瘫痪患儿有咀嚼困难和吞咽不协调,导致用餐困难或时间延长,继而引起食物摄入不足和生长发育迟滞。另外,有些脑性瘫痪患儿因为摄入的能量不足而导致体重不增加。营养师能在食物营养摄入及营养剂补充方面提供专业建议。对于有较严重进食障碍或误吸风险的孩子而言,使用鼻胃管或胃造瘘来

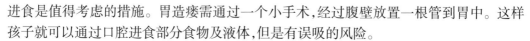

进食是值得考虑的措施。胃造瘘需通过一个小手术,经过腹壁放置一根管到胃中。这样孩子就可以通过口腔进食部分食物及液体,但是有误吸的风险。

（2）肥胖：进食能力正常的脑性瘫痪患儿可能会有发胖的趋势,这与缺乏运动有关。对于想要学习走路的孩子而言,过多的体重增长是一个不利因素。

（3）便秘：便秘在脑性瘫痪患儿中比较常见,原因不明,但很可能是由缺乏运动、摄入高纤维食物困难以及饮水过少引起的。便秘后要有正确的饮食管理,如摄入高纤维含量的食物以及多饮水。如果饮食管理不足,谨慎地使用泻药往往能有所帮助,偶尔也可使用栓剂或灌肠剂。

（4）胃食管反流：食物从食管反流出来的情况在脑性瘫痪患儿中更常见,症状主要有呕吐和进食中的难受。胃食管反流的并发症之一是下段食管炎症（称为"食管炎"）,这时孩子易哭闹且不易安抚,食欲还会变差。保守治疗,如在餐后将孩子竖抱一段时间,可能是有帮助的；有时会用一些药物来减少胃酸含量。少数病例以上治疗无效,则需要手术来治疗反流（称为"胃底折叠术"）。

（5）反复肺部感染：反复肺部感染在脑性瘫痪患儿中并不常见,通常在有咀嚼和吞咽困难的孩子中发生,食物或液体有可能会误入肺中（称为"误吸"）,孩子在进食中或进食后会有咳嗽或喘息等类似哮喘的症状。误吸有时也可能没有任何表现。脑性瘫痪患儿也会像其他孩子一样发生肺炎和哮喘。

如果误吸不断发生,孩子则有可能会反复发生肺部感染,继而发展为慢性肺病。误吸的检查没有"金标准",但钡餐透视检查会有所帮助。如果误吸持续发生,可以考虑改变喂养策略,如进行胃造瘘术。

（6）口腔疾病：脑性瘫痪患儿存在口腔疾病的高危风险,需要定期检查。

（7）骨质疏松：许多脑性瘫痪患儿运动相对较少,存在不同程度的骨质疏松。轻微损伤或日常活动如换尿布或伸手进袖子等都有可能导致骨折。一些孩子需要服用药物来促进骨的矿化。

（8）情绪问题：情绪问题十分常见,并可能是学业或自理方面低于理想表现的原因。和其他所有孩子一样,脑性瘫痪患儿需要同样的关爱、照料和接纳。家长应对孩子的进步保持乐观情绪,而当问题严重时也要实事求是,这种平衡难能可贵。尽管困难重重,但对于孩子和家庭而言需要牢记,孩子最重要的成就是成为一个能适应生活的成熟的人。

七、运动障碍继发的问题

1. 流涎（流口水）　孩子在生命早期都有流口水的问题。由于口周肌肉控制不佳,在脑性瘫痪患儿中这种情况可能会持续下去,弄脏衣物和书本并阻碍他们在幼儿园、学校、家庭和社区生活中的融入。流涎通常与进食或饮水困难相关,并有口语表达的延迟。

文献报道对于流涎有许多治疗方法,主要由言语治疗师承担治疗,可提供改善流涎的策略,如鼓励他们闭住口唇,帮助他们意识到下颌（又称下巴）上有"湿湿"的唾液并擦去它们。当这些策略不起作用时可以使用一些抑制唾液分泌的药物,特别是对于6岁以上的孩子。对于有持续流涎问题的大年龄孩子可以进行手术治疗,如唾液管改道术或部分唾液腺摘除术,其中最常见的一个手术方法是下颌下腺管的改道,并同时摘除舌下腺,手术可解决流涎问题,同时不引起过度的口干。需要注意的是,由于患龋齿的风险增加,做了手术的孩子需要定期检查牙齿。较少使用的治疗方法包括：各种牙矫形器的使用以及唾液腺注射 A 型肉毒素。

2. 大小便失禁　脑性瘫痪患儿由于学习障碍、移动及交流困难而不能自行如厕，可能会存在直肠 - 膀胱控制延迟的问题，有时则因为膀胱肌肉反应过度而导致尿急、尿频和尿失禁。如果孩子有失禁的问题，一个专业的护士可以在如何使用尿垫及其他保护措施等方面提供建议。

对于男性脑性瘫痪患儿，隐睾比较常见，但通常会被忽视。出生时睾丸也可能位于阴囊内，但后来逐渐回升至腹腔。隐睾需考虑手术治疗。

3. 痉挛　随着孩子长大，肌肉的僵硬或紧张也可能增加。痉挛管理的目的是提升功能、舒适感及方便照料，这需要团队合作。有些方法对于局部痉挛的改善有所帮助，如夹板、石膏固定及注射肉毒素；有些则有助于改善全身痉挛，如口服药物、鞘内注射巴氯芬及选择性脊神经根切断术。儿童物理治疗师和作业治疗师除了在促进孩子理想的运动模式和功能发展之外，还能帮助管理肌肉的痉挛状态。

八、脑性瘫痪的康复治疗

脑性瘫痪康复的基本原则是通过医学、教育、职业、社会、心理、工程等手段，使脑性瘫痪患儿从身体上、心理上、社会上、职业上得到最大程度的恢复和补偿，使他们面对现实、克服困难、努力拼搏，以健康的心态和良好的素质参与社会。

世界各国学者都提倡早期诊断、早期治疗。早期训练治疗是恢复脑性瘫痪患儿中枢神经系统功能的最有效手段，主张在 3~6 个月前开展治疗，早期治疗是脑性瘫痪康复的重要途径。

脑性瘫痪日常生活直接或间接影响患儿运动功能的进步，因此脑性瘫痪的康复必须与日常生活动作密切结合。在脑性瘫痪的康复治疗中，物理疗法与作业疗法同等重要。脑性瘫痪患儿的康复除了正规系统的训练之外，应与日常生活的各种动作结合起来，培训家长，开展家庭疗育，通过日常生活动作的康复训练，使患儿掌握穿衣、脱衣、洗漱、如厕、进食、沐浴、学习、游戏等日常生活的能力。在治疗中，家长与治疗人员密切配合，鼓励患儿增强信心，克服困难，自食其力，掌握最基本的生活技能，为将来参与社会做好准备。

脑性瘫痪康复必须遵循发育神经学的规律，根据发育规律和孩子现在的能力水平，逐步促通头部控制能力、躯干控制能力、坐位控制能力、翻身运动能力、上肢负荷体重能力、四点支撑位及四爬移动能力、膝立位控制能力、立位控制能力和步行控制能力。详细训练方案可参考本书第三章儿童运动发育的促进训练部分。

具体脑性瘫痪康复治疗需根据具体脑性瘫痪患儿的类型、年龄、合并障碍以及运动障碍评定结果，与专业人士一起制订个体化的训练方案。详细方案可参考本书的第三章儿童运动发育的促进训练和第四章儿童常见异常姿势的运动训练。

1. 痉挛型双瘫训练要点

(1)纠正下肢的异常运动模式，避免过度用力做腹爬运动。

(2)获得骨盆运动性、中间性的稳定。

(3)学习足底接触地面时，左、右对称支持体重。

(4)促通坐位平衡、立位平衡。

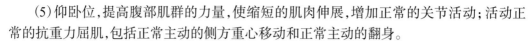

（5）仰卧位,提高腹部肌群的力量,使缩短的肌肉伸展,增加正常的关节活动;活动正常的抗重力屈肌,包括正常主动的侧方重心移动和正常主动的翻身。

2. 痉挛型四肢瘫训练要点

（1）轻、中度四肢瘫

1）自发地进行躯干的抗重力伸展活动,诱发上下肢的伸展模式。

2）缓解痉挛,增加稳定性。

3）激发从早期立位的体重负荷和抗重力位的伸展活动,增强促通髋关节伸展的肌力。

（2）重度四肢瘫

1）抑制痉挛性,缓解肌紧张,使其体验各种运动。

2）维持头部躯干的可动性,拉长因痉挛而缩短的躯干。

3）诱发自主的活动,某种程度上允许异常模式出现。

4）促通坐位。

3. 痉挛型偏瘫训练要点

（1）中度偏瘫:

1）诱发两侧性的活动及正中位指向,提高患侧手的抓握能力,特别强调患侧的使用。

2）纠正患侧异常姿势及患侧负荷体重的姿势转换。

3）维持患侧上下肢的负荷体重能力,刺激固有感受器,进行分离运动和提高步行能力。

4）抑制健侧的过剩和代偿活动,促通患侧的活动。

（2）重度偏瘫:减轻躯干的非对称性、上下肢的形态差别及腕关节在掌屈位的挛缩变形。

4. 不随意运动型脑性瘫痪训练要点

（1）伴有痉挛存在的患儿治疗同痉挛型双瘫治疗手段。

（2）对自律反应进行促通,使患儿具备正常运动模式的矫正反应与平衡反应的能力。

（3）促通身体中枢部位肌肉的同时收缩和对称性的发育。

（4）获得头部、躯干、肩胛带的对称性和维持稳定的抗重力姿势的能力。

（5）获得头部的控制能力和两手抓握能力发育。

（6）对于重度紧张性不随意运动型脑性瘫痪患儿则为坐位做准备。

5. 共济失调型脑性瘫痪的训练要点

（1）伴有痉挛型和手足徐动型时进行对症治疗。提高姿势肌张力,刺激固有感受器和体表感受器。

（2）正确指导对刺激的姿势反应,促通平衡反应的发育。

（3）抗重力位和立位的姿势保持,有效地进行迈步练习,同时促通听觉、视觉的发育。

九、局部痉挛的治疗

1. 矫形器/夹板 许多孩子在发育过程中会使用下肢矫形器(有时称为"支具"),它们由轻质材料量身定制,作用之一是帮助控制腓肠肌的痉挛。夹板可用于上肢,以维持关节活动度、促进更好的抓握以及提高上肢的整体功能。这些矫形器一般为塑料质地。

2. 石膏固定 石膏固定用于下肢,用以协助伸展腓肠肌并改善步行时足的位置。每隔 1~2 周需要更换石膏,并持续使用 6 周左右。这种方法有时也被称为"阶段抑制性石膏固定"。

3. A 型肉毒素 在脑性瘫痪孩子的管理中,A 型肉毒素的运用变得越来越重要,A 型肉毒素注射对紧张或痉挛的肌肉有神经阻断剂的作用,可防止神经信号传递至肌肉,从而使肌肉得以放松,痉挛得以缓解。这可促进肌肉正常生长,可能会带来运动方面的进步。当腓肠肌或腘绳肌的痉挛影响到练习走路的进度时,就可以使用 A 型肉毒素。缺点包括:需要多点注射、效果不可预测(有时效果明显,有时效果不明显)、作用时间较短以及费用昂贵。

十、全身痉挛的治疗

1. 口服药物 全身痉挛时可使用口服药物,但往往得不到很好的疗效,并导致过多的不良反应。

2. 鞘内注射巴氯芬 鞘内注射是巴氯芬这种药物的一种使用方式,通过植入腹壁皮下的一个药物泵进入体内,泵上连有一根通向脊髓周围空腔的管。药物剂量由外部的计算机调节。可在体内保留 7 年。这种治疗方式适合于一小部分因严重痉挛而影响舒适度和生活质量的脑性瘫痪患儿。

3. 选择性脊神经根切断术 选择性脊神经根切断术是脊柱外科的常见手术,通过切断神经根来减轻痉挛,通常 4~6 岁的痉挛性双瘫孩子手术效果最好。在手术后需要进行 1~2 年正规的康复训练。

十一、骨科问题

随着孩子生长发育,痉挛或僵硬的肌肉会变短,从而导致肌肉或关节畸形,最常发生于踝、膝、髋、肘和腕部。通常下肢的问题采取手术疗法,有时手术对上肢问题也会有帮助。当需要运用手术治疗使患儿获得独立行走或依靠拐杖 / 助行器行走的能力时,进行步态分析是有用的。物理治疗在术后也是非常重要的康复手段。

1. 髋部 脑性瘫痪患儿有髋关节半脱位的风险,是指股骨头在髋关节囊中移动并脱出原来的位置,在不能独立行走的孩子中更易发生,进行定期的髋关节 X 线片十分必要。一旦发现有髋关节脱位的风险,需要即刻至骨科医师处就诊,当髋关节问题处于早期时,软组织手术(即肌肉松解术)常常是有效的,因此进行定期 X 线片检查对早期发现问题尤为重要。如果髋关节从半脱位变成全脱位,就要进行更复杂的手术。髋关节脱位会导致疼痛和运动障碍加重。

2. 膝部 拉伸腘绳肌可以使膝伸直,从而有助于改善步行模式。有时将前部的肌肉移植到后部也可能减轻膝关节周围的僵硬。

3. 踝部 马蹄足、尖足是脑性瘫痪患儿最常见的骨关节问题。在小年龄孩子中,一般采用足矫形器、抑制性石膏及肉毒素注射等保守疗法;而大年龄孩子往往可以到骨科就诊,进行纠正畸形的手术治疗。

4. 多部位手术 有时孩子需要接受多部位手术(如髋、膝及踝),即在一次住院中同时完成多个部位的手术,这种手术对于可以独立行走或依靠助行器 / 拐杖行走的孩子是最有帮助的,通常在 8~12 岁进行手术,目的是纠正畸形以及改善步行的姿势和效率。术前需要进行步态分析评估步行的问题,术后需要进行为期 1 年的计划周详的物理治疗来获取最大的疗效。

上肢也有许多可供选择的手术,目的是改善上肢功能或美观需要。术后需要进行作业治疗。

脑性瘫痪患儿可能会出现脊柱侧弯,有时需要通过脊柱手术来纠正。

十二、脑性瘫痪的预防

1. **一级预防**　采取正确的措施,预防能够导致脑性瘫痪的各种原因。要提倡通过科学的孕期保健、均衡饮食、定期产检、科学分娩、新生儿监护以及科普知识的普及等工作,提高脑性瘫痪的一级预防能力。

2. **二级预防**　对已经造成脑损害的儿童,采取各种措施早期发现异常,早期干预,防止发生残疾或最大限度降低残疾等级。应采取综合康复治疗措施,强调全人发展、医教结合、家庭成员积极参与,实施促进脑损害儿童身心全面发育的康复治疗。

3. **三级预防**　对已经发生残疾的脑性瘫痪,通过各种措施,预防残障的发生。最大限度发掘脑性瘫痪儿童的潜力,通过各种康复治疗、康复管理和护理,以及环境改造的不同措施,实现三级预防的最佳效果。

第二节　精神发育迟滞

精神发育迟滞儿童的动作发育大多比正常儿童滞后,动作笨拙、精细程度低、协调性差。

一、精神发育迟滞(智力障碍)的概念

精神发育迟滞(智力障碍 mental retardation)是以智力和发育迟缓为特征的一种状况。这意味着一个人的智力或发育水平低于正常水平。患有这种疾病的人经常在学习和执行日常生活相关的基本任务方面有困难。然而,智力障碍的诊断并不意味着一个人不能学习。相反,这意味着这个人可能需要特殊的帮助来学习和达到发育的里程碑。

精神发育迟滞通常在 18 岁之前被诊断。当孩子以低于正常的速度达到某些发育里程碑时,就要开始怀疑他 / 她可能存在智力和发育迟缓。例如,一个孩子在发展运动技能方面可能比该年龄的其他孩子要慢,可能需要花比同龄孩更多的时间翻身或者坐起来。在某些情况下,孩子可能完全无法发展一些运动技能。除了运动技能的缓慢发展,智力迟钝的儿童在语言和日常生活技能的发展上可能也是缓慢的。例如,他 / 她可能无法刷牙或进食,可能说话有困难,开始说话的时间比同龄的孩子晚很多,或者看起来根本无法形成可辨认的单词,也可能难以适应外界的变化。

孩子存在严重智力障碍时,他 / 她可能在很小的时候就被诊断出来,因为症状很明显。然而,当一个孩子只是轻度智障时,他 / 她的症状可能直到开始上学甚至更晚才被诊断出来。如果家长和医生怀疑智力迟钝,医生通常会用发育性筛查来诊断。不幸的是,目

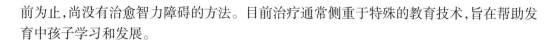

前为止,尚没有治愈智力障碍的方法。目前治疗通常侧重于特殊的教育技术,旨在帮助发育中孩子学习和发展。

二、精神发育迟滞(智力障碍)的病因

很难确定是什么原因导致一个人发育迟缓和智力残疾。

在婴儿出生之前,母亲的感染可能会导致发育迟缓。母亲怀孕期间接触可能致畸的药物和化学物品、放射线以及怀孕期间饮酒也会导致发育迟缓。母亲孕期患严重躯体疾病、胎盘功能不足、母孕期长期焦虑、抑郁或遭受急性精神创伤,均有可能对胎儿中枢神经系统发育产生不良影响。有时这种情况是由基因异常引起的。

分娩时婴儿供氧不足、颅脑损伤和颅内出血、核黄疸、早产儿、极低出生体重儿等均可能影响中枢神经系统发育,从而出现智力发育的落后。任何年龄阶段,孩子患有中枢神经系统感染、严重颅脑外伤、各种原因引起的脑缺氧、代谢性或中毒性脑病、严重营养不良、甲状腺功能低下、重金属或化学药品中毒、颅缝早闭等均可能导致精神发育迟滞。

因为贫穷或被忽视、虐待而导致儿童早年与社会严重隔离、缺乏良性环境刺激、缺乏文化教育机会等均可导致精神发育迟滞。

三、精神发育迟滞的临床表现

精神发育迟滞(智力障碍)的主要临床表现为智力低下和适应社会困难。根据智力水平的不同,精神发育迟滞共分为轻度、中度、重度和极重度四级。

1. **轻度** 占75%~80%,智商范围为50~69,成年后智力水平相当于9~12岁正常儿童。这类孩子在婴幼儿期异常表现并不突出,只是说话、走路等较正常同龄孩子略微迟缓,因此不易被识别。上学后可学会一定的阅读、书写及计算技能,但因这类孩子的记忆力、理解力、抽象概括能力等均较差,因此,往往有很明显的学习困难,小学三年级后,各门功课难以及格,不能完成普通小学学业。这类孩子的言语能力无明显障碍。在儿童少年期,可学会一般的个人生活技能,生活可自理,有较好的独立能力,并能学会一般家务劳动。成年后可学会简单的手工操作,大多数可独立生活,还可建立友谊和家庭。但因为他们应对困难能力差,在遇到不良刺激时易出现应激状态,因此,常常需要加强支持和指导。该度患儿一般无神经系统异常体征和躯体畸形,少于半数的患儿有可确定的生物学病因。

2. **中度** 约占12%,智商范围为35~49,成年后智力水平相当于6~9岁正常儿童。该类患儿在婴幼儿期言语和运动发育就明显落后于同龄正常儿童,而且,言语发育最终能够达到的水平也很有限,这类孩子虽然能够掌握简单的生活用语,但词汇量少,言语简单。孩子的记忆力、理解力、抽象概括能力等也都很差,虽略具学习能力,经过长期教育训练,部分孩子可学会少许非常简单的读、写或计算,但很难适应普通小学生活,很难达到小学一、二年级的学业水平。孩子的社会适应能力差,个人生活技能也存在缺陷,如养成卫生习惯困难、穿衣和进食等能力低下。成年后不能完全独立生活,但可学会简单自理,在监护下可从事简单的体力劳动。该类孩子多由生物学因素所引起,部分患儿伴有神经系统异常体征和躯体畸形。

3. **重度** 约占8%,智商范围为20~34,成年后智力水平相当于3~6岁正常儿童。该类孩子在婴幼儿期言语及运动发育较中度的孩子更落后,说话、走路均很晚。言语功能受

损更严重,只能学会一些简单的词句,词汇贫乏。孩子的记忆力、理解力、抽象概括能力均极差,难以建立数的概念,不能接受学习教育,也不会辨别和躲避危险,情感幼稚。虽经长期反复训练可学会部分简单自理技能,如:自己进食和简单卫生习惯,但在成年后生活仍不能自理,终生需要照顾。该类孩子往往由显著的生物学因素所引起,并常伴有神经系统功能障碍和躯体畸形。

4. 极重度　占 1%~5%,智商范围低于 20,成年后智力水平低于 3 岁正常儿童。该类孩子发育极差,走路很晚,部分孩子终生不能行走;无语言能力或偶说简单的单词。记忆力、理解力等较重度更差,不能分辨亲疏,不知躲避危险,情感反应原始,只能发出一些表达情绪和要求的尖叫或喊叫。社会适应能力极差,并且难以从教育训练中获益,完全缺乏生活自理能力,终生需要照顾。该类患儿几乎均由显著的生物学因素所引起,并常有明显的神经系统功能障碍和躯体畸形。多数患儿因严重躯体疾病等而夭折。

四、孩子可能存在的其他问题

精神发育迟滞的孩子常伴有视力障碍、听力障碍、运动障碍、大小便失禁、癫痫等。部分患儿存在躯体畸形和特殊的躯体特征。也可能并发其他精神障碍,如行为障碍、恐怖症、强迫症、广泛焦虑障碍、儿童孤独症、精神分裂症、情感障碍、器质性精神障碍等。

五、精神发育迟滞(智力障碍)儿童的运动特点

运动方面,精神发育迟滞儿童的动作发育大多比正常儿童滞后,动作笨拙、精细程度低、协调性差。

六、精神发育迟滞(智力障碍)儿童康复治疗特点

在感知方面,精神发育迟滞儿童在视觉、听觉、嗅觉、触觉等方面感受性差,感受范围狭窄,反应较迟钝。知觉恒常性差,缺乏迁移和泛化能力。所以,智障儿童运动训练的进度较慢、每个训练单元的容量较小,且需反复训练,并进行感觉统合训练。

1. 在运动方面训练时,要考虑他们的动作特点,训练项目中的动作类型由易到难、运动器由少到多,且有意识地开展针对肌力、关节活动度及动作协调性方面的训练。根据神经发育规律和孩子所处的能力水平,逐步进行头部控制训练、仰卧位主动活动、习惯俯卧位、移动身体探索周围、独立坐位、坐姿转换为其他姿势、其他姿势转为坐姿、站立、站立行走、自己走路的训练。

2. 在注意力方面,精神发育迟滞儿童注意的集中性、广度、分配及转移大多比正常儿童差,常出现顾此失彼的现象。所以,在进行智力障碍儿童训练时,训练人员须经常提醒儿童关注示范或当下的操作项目,项目间衔接和转换要慢,往往需要言语提示及动作引导。

3. 在思维方面,精神发育迟滞儿童的表象能力差,思维多停留在形象思维阶段,分析、综合等抽象概括能力欠缺。

4. 在记忆方面,精神发育迟滞儿童的记忆缺乏目的性、速度缓慢、容量小、难以保持、再现困难。故针对智力障碍儿童的教育及康复训练必须考虑训练内容的密度、进度以及巩固练习的次数等。训练活动中,训练指令和要求不能太多,忌讳多个指令连续呈现。

5. 在言语语言方面,精神发育迟滞儿童言语语言发育迟缓,常伴随口吃、构音不清晰以及语义理解困难等问题。故对智力障碍儿童的训练还需要介入言语语言的训练。训练人员在训练中的指导语要简洁明了、语速要慢,并及时辅以相应的手势或支持性动作,帮助他们理解语义。

6. 在意志品质方面,精神发育迟滞儿童可能存在能量代谢水平低或意志薄弱的问题,在教育及训练活动中容易出现疲劳,做事缺乏坚持性。为此,针对该类儿童的训练需要合理安排训练和间歇性休息的比例,及时调整训练形式、控制好重复练习次数以及合理使用强化物等。提高训练兴趣,降低训练疲劳。

七、诊断与鉴别诊断

1. **诊断**　综合病史、体格检查、神经系统检查和心理发育评估结果(智力和社会适应能力评定)予以诊断。

诊断要点包括:①智商低于 70;②有不同程度的社会适应困难(患儿不符合其文化背景同龄者应有的水平);③起病于 18 岁以前。

可以进行辅助检查,如:头颅 CT 或 MRI 检查、脑电图、染色体和脆性位点检查、内分泌和遗传代谢病筛查等,必要时可行基因检查以尽可能做出病因学诊断。

2. **鉴别诊断**

(1)注意缺陷与多动障碍:由于注意力不集中影响学习和社会适应能力,类似精神发育迟滞,但这些患儿病史中发育迟缓不明显,存在典型的注意缺陷与多动障碍症状,智力检查结果为正常或边缘智力水平,经改善注意力和减轻多动后,学习困难常常会有不同程度的改善。

(2)儿童孤独症:儿童孤独症常伴有精神发育迟滞,如患儿同时符合精神发育迟滞和儿童孤独症的诊断标准,则两个诊断均需做出。对于智力发育正常的高功能孤独症患儿,因其社会适应能力较差,也易被误诊为精神发育迟滞,此时,智力检测结果有助于鉴别诊断。

3. **诊断步骤**

(1)详细收集病史:全面收集患儿在母孕期及围产期情况、个人生长发育史、抚养史、既往疾病史、家庭文化及经济状况,以评估是否存在任何不利于患儿身体和心理发育的因素。

(2)全面的体格检查和有关实验室检查是精神发育迟滞病因分析中不可缺少的步骤,包括:生长发育指标的检查(如身高、体重、头围、外貌、皮肤掌指纹等),有关的内分泌及代谢检查,脑电图、脑电地形图、头部 X 线、CT 及 MRI 检查,染色体分析及脆性位点检查。

(3)心理发育评估:①智力测验:是诊断精神发育迟滞的主要依据之一。智力测验应由训练过的专门技术人员审慎使用。在用于诊断时不应采用集体或筛查的方法,而应运用诊断用量表进行个别性测验。目前国内常用的量表包括:盖塞尔(Gesell)发育诊断量表、韦克斯勒学前期智力量表(Wechsler preschool primary scale intelligence,WPPSI)、韦克斯勒学龄儿童智力量表修订本(Wechsler intelligence scale for children-revised,WISC-R)、中国比奈测验量表等。②社会适应行为评估:社会适应性行为的判断是诊断精神发育迟滞的另一个重要依据。目前,对于 4~12 岁儿童,可以采用社会适应能力量表(姚树桥等编制)对患儿社会适应能力进行评估。如不适合使用,也可以用同年龄、同文化背景的人群为基准,来判断被检查者所能达到的独立生活能力和履行其社会职能的程度。还可以参考使用婴儿—初中生适应行为量表(左启华等修订)、美国智力缺陷协会编制的 AAMD 适应行为量表和 Vineland 适应行为量表(Vineland adaptive behavior scale)。③临床发育评估:在临床工作无条件做智力测验时,可采用临床发育评估的方法,即按照精神发育迟滞临床表现和各级发育特征评估患儿的发育水平,同样可能得到比较正确的评估。

八、精神发育迟滞(智力障碍)的治疗方法

遗憾的是目前尚无治愈智力障碍的方法。不少智力障碍的儿童病因不详,这也给治疗带来了一定难度。但由于生物医学、遗传学及康复医学的发展,采用综合防治措施以及社会环境的改善,多数智力障碍患儿可以由社会的负担转变成社会的生产力量。

该病的治疗原则是早期发现、早期诊断、早期干预,应运用教育训练、药物治疗等综合措施促进患儿智力和社会适应能力的发展。

1. **病因治疗**　只有少数病因所致的精神发育迟滞可以进行病因治疗,如苯丙酮尿症、半乳糖血症、先天性甲状腺功能减退症等。上述疾病如能早期诊断和治疗,则可防止或减轻对患儿智力的损害。

2. **对症治疗**　对于精神发育迟滞共患的各种精神障碍,如活动过度、注意障碍、行为异常、情绪障碍等,或伴有癫痫等躯体疾病的患儿,可用相应的精神药物进行治疗。

此外,还可用多种促进和改善脑细胞功能的药物促进患儿的智力发展,如:吡拉西坦、脑氨肽、氨酪酸及一些益智中药等。这些药物可提高脑内部分酶的活性,促进脑内葡萄糖及氨基酸的代谢,从而发挥治疗作用。

对于伴有感觉和运动障碍的患儿,应加强康复训练以促进其功能的恢复。

3. **教育培训**　由于精神发育迟滞尚无特效的药物治疗,因此,非医学措施显得更为重要。非医学措施主要包括特殊教育训练以及其他康复措施。无论何种类型、何种程度或何种年龄的患儿均可施行。当然重点应是儿童,并且年龄越小,开始训练越早,效果越好。教育训练内容包括劳动技能和社会适应能力两大方面。按照疾病严重程度的不同,确定不同的教育训练目标。教育训练是促进患儿智力和社会适应能力发展的重要方法。教育训练的目标应随病情严重程度的不同而有所不同。对于轻度患儿,儿童阶段重点在于学会一定的读、写、计算,并学会生活自理、日常家务、乘车、购物、社会规则等;青少年期则重点在于职业培训,使患儿学会一定的非技术性或半技术性职业技能,以达到成年后独立生活、自食其力的目的。对于中度患儿,重点应在于生活自理能力的培养,使患儿学会生活自理或部分自理,并能在他人指导和照顾下进行简单的劳动。对于重度、极重度患儿,虽然患儿难以接受教育训练,但仍应进行长期训练,使患儿学会自行进食和简单卫生习惯。

另外在实际操作时应从实际出发,与家长共同制订有针对性的学习计划。康复治疗师灵活应用各种形式多样的教具和教学资源,使教学趣味化,指导家长根据学习目标,利用实际事例以及日常生活中的有关资料为教材,利用户外活动和游戏方式灵活变通地完成教学计划。

4. **心理治疗**　对于智力障碍的孩子来说,心理治疗的目的并不在于促进患儿的智力

发展,而在于解决患儿的内心冲突、增进自信、增强患儿能力、促进患儿独立。已有研究报道,只要精神发育迟滞患儿具有基本的言语或非语言交流能力,就能够从各种不同形式的心理治疗中获益。心理治疗的形式包括:支持治疗、认知疗法、精神分析治疗、小组治疗、家庭治疗等。心理治疗的原则与同等发育水平的智力正常儿童相同。但在充分考虑患儿的发育水平之时,还要有更多的支持性气氛,每次治疗的时间应短些,治疗的次数可能要多些。

九、智力障碍的预防

该病是人类致残的重要原因,因此预防非常重要。具体措施包括:①加强健康宣教,开展遗传咨询,禁止近亲结婚,适当晚婚晚育,避免高龄妊娠;②加强孕期保健,避免母孕期不利因素,做好产前检查,避免妊娠合并症,避免病理分娩;③对新生儿进行遗传代谢病筛查,对婴幼儿进行定期智力随访,做好儿童保健,避免导致该病的各种因素;④对于高危儿应密切观察;⑤对于可疑患儿,应早期发现、早期诊断、早期干预。

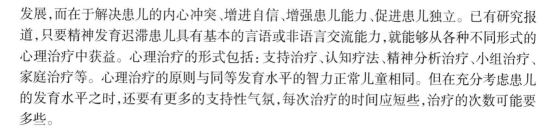

第三节　分娩性臂丛神经损伤

一、臂丛神经的构成

臂丛神经由颈 $C_{5\sim8}$ 与 T_1 神经根组成,分支主要分布于上肢,有些小分支分布到胸上肢肌、背部浅层肌和颈深肌,由根、干、股、束各自的分支及束的延续支构成。

二、分娩性臂丛神经损伤的发病机制

力的因素是分娩性臂丛神经损伤发生的重要且本质的因素,损伤发生的环节基本为胎儿在子宫内过程和分娩过程。目前认为比较合理的分娩性臂丛神经损伤发生假设机制为:胎儿在母体子宫内发育约 18 周以后至娩出期间,由于胎儿、孕母和外在因素等一种或多种共同作用,导致胎儿在子宫内适应不良(如手臂位置不适等),和/或在分娩过程中内力(子宫收缩力、母亲用力),和/或外力(助产力、经过产道的摩擦力、剖宫产中从子宫内取胎阻力等)作用过量,使颈肩分离或腋部展开过度,导致胎儿/新生儿一侧或双侧臂丛神经牵拉性损伤。

三、分娩性臂丛神经损伤的高危因素

1. **难产胎位**　持续枕后位、持续枕横位、臀位分娩、肩难产是导致新生儿臂丛神经损伤发生的四种主要难产形式。

2. **阴道分娩手术助产**　有研究表明,相对于无器械助产,胎吸助产使新生儿臂丛神经损伤发生风险增加到 18.6 倍、产钳助产使新生儿臂丛神经损伤发生风险增加到 16.9 倍、两种及以上助产方式同时使用则高达 151.7 倍。

3. **胎儿体重**　研究新生儿臂丛神经损伤的学者们一致认同胎儿过重是新生儿臂丛

神经损伤的一项重要危险因素。出生体重≥4 000g的新生儿比出生体重 <4 000g者臂丛神经损伤的风险增加到42.2倍。体重过大(通常为≥4 000g)胎儿的躯体(特别是胸部)的生长速度较胎头生长速度为快,而正常大小的足月新生儿最大头围应大于最大胸围,但巨大儿是胸围最大,故胎头娩出后,肩部容易嵌顿于耻骨联合后,发生肩难产。体重过轻(<2 500g)也可能是新生儿臂丛神经损伤的危险因素之一,原因可能是低出生体重儿组织脆弱,接生时稍一用力即可致伤。

4. 子宫内因素的影响　子宫内压力作用于臂部的时间延长可能造成上肢麻痹。

5. 其他影响因素　孕母年龄小于20岁新生儿臂丛神经损伤发生率高于正常生育年龄母亲,而年龄大于35岁孕母不是发生新生儿臂丛神经损伤的高危因素。此外,孕母糖尿病、孕母身高 >180cm 或 <155cm,新生儿臂丛神经损伤发生率增加。

四、臂丛神经损伤不同类型的运动障碍特点

1987年,Narakas 提出了分娩性臂丛神经损伤的四型分类法。①第一型:$C_{5~6}$ 神经根损伤,三角肌、肱二头肌支配受损,表现为典型的分娩性臂丛神经损伤,肩外展、肘屈曲不能,三角肌表面、上臂桡侧感觉障碍(C_5)和前臂桡侧感觉障碍(C_6);②第二型:$C_{5~7}$ 神经根损伤,三角肌、肱二头肌、桡侧、尺侧伸腕肌支配障碍,表现为肩外展、屈肘、伸腕不能,$C_{5~6}$ 支配区感觉障碍及拇、示、中指感觉障碍(C_7);③第三型:$C_5~T_1$ 神经根损伤,全上肢瘫痪,霍纳综合征阴性,感觉障碍除 $C_{5~7}$ 外,包括环小指感觉障碍(C_8)及前臂尺侧感觉障碍(T_1);④第四型:$C_5~T_1$ 神经根损伤,类似第三型,伴 Horner 征阳性。

根据早期诊断、临床检测、病理分型等分为以下三类:

(1)可自然恢复:在一定时间内功能恢复到正常或接近正常,无需显微手术治疗。

(2)部分恢复:在一定时间内,功能恢复到一定程度,显微手术对功能的进一步改善,没有统计学意义,此类情况根据患儿具体情况决定是否手术。

(3)不可恢复:在一定时间内,功能无恢复或恢复极少,显微手术有望部分改善功能,则应予积极手术干预。

五、分娩性臂丛神经损伤的诊断

1. 早期诊断　新生儿出生1周内的临床表现可以明确早期诊断,早期诊断应包括确定是否为新生儿臂丛神经损伤、判别影响因素、初步确定病理分型及病变部位、重视子宫内因素的证据等。出生后观察到新生儿双臂活动异常或活动范围相差,即应予以警惕。体格检查可以发现患肢活动软弱、活动范围小或无、外形瘦小或短缩姿势等。根据肩、肘、腕活动状况及有无霍纳综合征,可以确定病理分型及病变部位。影响因素包括胎儿体重≥4 000g、产钳助产、孕前体重指数过大、肩难产、臀位产、胎儿发育期宫内因素等。

早期诊断应注意与肩关节周围疾病导致的假性麻痹(如肱骨或锁骨骨折)、脑性瘫痪(如副神经核损伤)等引起的上肢麻痹鉴别。必要时可以行脊髓造影、MRI 等检查。

早期诊断不仅为制定治疗方案和判断预后提供依据,也为分娩性臂丛神经损伤研究提供了完整和可靠的临床资料。

2. 中期诊断　3~6月期间在早期诊断的基础上,对臂丛神经损伤的患儿进行重新评估,主要依据肱二头肌恢复状况、是否存在霍纳综合征等确定是否进行神经修复手术,以

争取早期手术机会。中期诊断还可以确定患儿自然恢复状况,并进一步评估预后。

3. 晚期诊断　1 岁以后,基于臂丛神经损伤患儿早期手术或自然恢复后遗症的预后判断或功能矫治,对患肢功能状况进行重新评估。晚期诊断应结合早中期诊断情况、治疗经历、自然恢复状况等进行。

六、臂丛神经损伤后上肢功能评估方法

包括体格检查、功能评定、超声检查、神经肌电图检查、计算机处理的 X 线断层摄影术、磁共振成像、造影术等。体格检查要求对患肢每个关节、每一同作用肌群、不同区域皮肤感觉进行全面检查,以确定具体的损伤神经。功能评定常用 Mallet 肩关节功能评分表(表 7-1)、Gilbert 肩、肘关节功能评定表(表 7-2,表 7-3)、Raimondi 手功能评定表(表 7-4)。

表 7-1　Mallet 肩关节功能评分表

项目	评分		
	1	2	3
外展	<30°	30°~90°	>90°
外旋	<0°	0°~20°	>20°
手触头	不能	困难	能
手触背	不能	骶 1	胸 12
手触口	不能	困难	能

综合评价:优 13~15;良 11~12;中 9~10;可 7~8;差 5~6

表 7-2　Gilbert 肩关节功能评定表

评分	肩关节状态
0	无任何功能
1	肩外展 <45°
2	肩外展 45°~90°
3	肩外展 90°,轻度外旋
4	肩外展 120°,中度外旋
5	肩外展 >120°,外旋正常

综合评价:优 5;良 4;中 3;可 2;差 1

表 7-3　Gilbert 肘关节功能评定表

项目	评价	评分
屈肘	无或有一些	1
	不全	2
	正常	3
伸肘	无	0
	不全	1
	正常	2
伸肘受限	<30°	0
	30°~50°	1
	>50°	2

综合评价：优 5；良 4；中 3；可 2；差 1

表 7-4　Raimondi 手功能评定表

评分	评价
0	完全性麻痹
1	指有微屈，无伸指、伸腕
2	腕能屈
3	指与腕完成屈曲动作
4	指、腕屈曲，腕能伸，伸指差，拇对掌好，前臂旋转功能受限
5	指腕屈伸极佳，拇对掌好，前臂旋转好

综合评价：优 5；良 4；中 3；可 2；差 1

七、分娩性臂丛神经损伤自然恢复的可能性

大部分不完全损伤的分娩性臂丛神经损伤可以自然恢复和好转。

八、臂丛神经损伤后的治疗方法

分娩性臂丛神经损伤一旦确诊，即应重视其治疗，以促进自然恢复过程、纠正或减轻残疾程度。

1. 保守治疗　应重视康复技术，主要目的为通过对患肢各关节的被动运动，预防或减轻肌肉挛缩、关节畸形。电刺激、神经营养药物有利于神经再生。我国传统医学的针灸、穴位封闭、按摩推拿等对新生儿臂丛神经损伤的恢复有效。

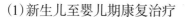

(1)新生儿至婴儿期康复治疗

1)对损伤神经的保护：生后1~2周，将患侧的衣服袖口用别针固定在肩处，以保护损伤的神经。

2)运动疗法：在新生儿期即应针对肩的内收、内旋和前臂旋前挛缩等进行功能训练，并要尽可能地从早期开始。在对神经进行保护的同时要一边维持关节的可动范围，一边观察麻痹的恢复情况。

3)指导家长配合康复：在每次诊察时都要向患儿的家属说明麻痹的恢复情况和存在的主要问题，同时要鼓励家长有耐心、持续不断地进行关节可动范围的训练，这点特别重要。儿童上肢运动开始增多的时期，无论在医院还是在家里都要利用玩具诱导患儿进行向各方向伸出和伸展患侧上肢的自主运动，如让患儿用患侧手拿着玩具伸出去交给检查者或伸出上肢去取远处的玩具等。

4)应用支具：对于分娩性臂丛神经损伤的支具应用，很多学者的临床实践研究认为，不应使用敬礼位矫形器或外展矫形器，其原因是长期应用这类矫形器会导致继发的关节变形。对全臂丛神经损伤的病例可以应用使腕关节背屈的矫形器，当然要注意选择适应证和预防挛缩的发生。

5)臂丛神经损伤会导致骨、关节继发性变化的发生率很高，如骨萎缩、骨端骨核的发育受抑制、肩峰变细小、喙突延长、桡骨头的角状变化，前臂骨的短缩等，在进行康复治疗的过程中要注意到这些变化。

(2)幼儿期至儿童期康复治疗

1)康复治疗：在考虑手术治疗的同时，要根据患儿的智力发育情况设法引导患儿应用患侧上肢，如为其制订以向各方向伸展为主的两只手共同动作的康复训练程序。另外，要在患儿进行递给他人物品、用手蒙脸的"藏猫猫"游戏、上举双手等活动中评定障碍情况。

2)由于一侧上肢的障碍，患儿在日常生活动作中不能应用患侧上肢，影响了动作进行的速度和准确性，所以难以保证日常生活动作的完全自立。为了给以后生活做准备，在这一时期，康复的目标是获得两只手进行动作的能力和动作的灵巧性，为此，可应用加热后可改变形状的塑料材料制作使腕关节背屈的矫形器，装上矫形器进行精细动作和两手共同的动作的训练。

3)骨关节的变化：在这一时期可能发生的比较明显的骨关节变化包括肩的麻痹性半脱位、肘的变形、桡尺关节的变形等，另外患侧上肢短于健侧上肢，两者的长度差可达2~7cm。但是，如果从出生即开始设计比较周密的康复计划，并在医院和家庭进行系统的康复训练，可以防止或减轻上述变形的发生。

4)此期需要关注是否出现神经错误支配。神经错误支配由臂丛神经麻痹引起，是在幼年和少儿时期出现的一个较大的问题。神经错误支配是在神经的恢复过程中产生的，表现为患肢运动时出现其他多余运动，例如在屈肘时，肘关节的伸肌也同时出现收缩。

(3)青春期以后的康复治疗：此期的分娩性臂丛神经损伤患儿已经处于学习或社会生活阶段，应该一边进行学习或工作一边进行屈肘、提肩等功能的训练，巩固既往治疗结果，并学习新的功能动作。

2. 手术治疗　包括早期神经修复和晚期功能重建。新生儿臂丛神经损伤显微手术治疗的时机和适应证还存在争议,主要原因是多数患儿通过保守治疗可以自然恢复,证明手术治疗有效十分困难。目前没有发现决定性证据显示手术比保守治疗效果好,新生儿臂丛神经损伤的自然病程证明在决定手术干预前等待 3~6 月是正确的。

九、分娩性臂丛神经损伤外科手术治疗适应证

需要咨询神经外科或手外科专科医师。目前分娩性臂丛神经损伤的神经修复 / 重建的适应证和时机仍存在争议,分娩性儿臂丛神经损伤手术极少在 3 月龄前进行,常在 3~7 月龄进行。目前认为存在以下情况的孩子建议手术治疗:①出生时连枷臂导致手功能缺失或显著减弱;②确定为神经断裂或神经根撕脱伤;③ 3~4 月大的婴幼儿表现出无法自然恢复的肩外旋、屈肘 / 前臂旋后。

十、分娩性臂丛神经损伤的预防

分娩性臂丛神经损伤的预防主要包括两个方面:①预防分娩性臂丛神经损伤的发生;②预防分娩性臂丛神经损伤发展为残疾。

1. 发生预防　指在母亲怀孕期间和胎儿分娩过程中针对危险因素进行干预,以期降低新生儿臂丛神经损伤的发生。包括①孕期孕母产前保健,指导营养,加强锻炼,以减少巨大儿发生;②产前检查,分清胎儿头和母亲骨盆的关系,以选择合适的分娩方式;③分娩环节注意胎儿肩部娩出过程、助产,及时发现难产和判断可能的后果,做出有效处理;④臀位分娩、胎儿体重 ≥ 4 500g,采取剖宫产预防分娩性臂丛神经损伤发生,但剖宫产并不能杜绝新生儿臂丛神经损伤的发生。

2. 残疾预防　分娩性臂丛神经损伤一旦发生,应及时确诊,早期即严格监控,进行系统的治疗干预。对医疗中心医务人员进行培训,使得在最早时机着手护理,予以可靠的测量标准进行最初临床评价(及最后或已生效的结果评价)、神经生理学测试、物理治疗、作业治疗和其他治疗。

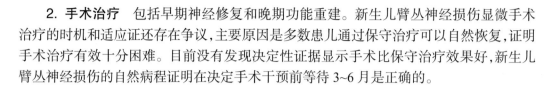

第四节　吉兰 - 巴雷综合征

一、吉兰 - 巴雷综合征的概念

吉兰 - 巴雷综合征(Guillain-Barré syndrome,GBS)是由多种因素诱发的自身免疫性周围神经病,其临床表现复杂多变,是目前急性弛缓性瘫痪的最常见病因。目前病因尚未完全明确,认为与病前病毒感染、支原体及细菌感染、疫苗接种、手术、恶性病变等有关。

二、吉兰 - 巴雷综合征的易感人群

GBS 男女发病率相似,男性略多于女性。任何年龄均可患病,儿童及青少年多发,老年人发病较少。四季均有发病,以夏秋季节多见,农村患者多于城市。

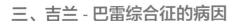

三、吉兰 - 巴雷综合征的病因

目前,吉兰 - 巴雷综合征的病因尚未完全明确,认为与病前病毒感染、支原体及细菌感染、疫苗接种、手术、恶性病变等有关。

四、吉兰 - 巴雷综合征的临床表现

GBS 的临床表现以运动障碍为主,也可侵犯感觉神经系统、自主神经和脑神经系统等。

1. 临床症状

(1)前驱症状:约 2/3 的患者在病前 3 周内有明确的感染史,常表现为上呼吸道感染和消化道感染等前驱症状。另外,如前所述,手术史、疫苗接种史和恶性病变等也可以成为诱发因素。

(2)起病形式:多数病例病情迅速发展,约 3~15 天内达高峰,90% 以上患者的病情在 4 周内停止进展,数周或数月内完全恢复,但有 1.7%~5% 的患者死于急性期呼吸肌麻痹。起病后 1 年内仍有 10%~15% 的患者残留不同程度的肌无力。

(3)首发症状:首发症状以肢体无力及肢体无力伴有感觉异常为多,其次为伴有疼痛,同时运动神经、三叉神经、舌下神经及副神经均可受累,也有报道前庭蜗神经受累者,但较少见。伴有感觉异常及疼痛的较少见。

2. 运动障碍特点

运动障碍是 GBS 最突出的临床表现。肌无力多为对称性和弛缓性,两侧肌力不应相差 1 级以上,通常自双下肢开始向双上肢发展的形式为多,其次为四肢同时无力及双上肢无力向双下肢发展,其他的起病形式有自脑神经向双上肢及双下肢发展,一侧下肢至另一侧下肢再发展至双上肢等。肌无力以肢体近端或远端为主,或近、远端同时受累。85% 患者的运动障碍可在 6 个月内恢复,重症(尤其是轴索型)患者早期即可出现肌萎缩,恢复多缓慢而不完全。20%~30% 的患者可出现呼吸肌麻痹,造成严重的呼吸困难。几乎所有的患者均有腱反射减退或消失,后者是诊断 GBS 的必备条件之一。少部分患者可出现肌萎缩、肌束颤动及病理反射等,临床上均曾有报道。国际上广泛采用 Hughes 评价量表(表 7-5)来评价患者的肢体运动功能。

表 7-5　GBS 患者肢体功能的 Hughes 评价量表

评分	肢体运动功能
0	正常
1	轻微的症状或体征,可以跑动
2	能独立行走 5m
3	借助拐杖或助行器支撑行走 5m
4	只能在床上或座椅上活动
5	需要辅助通气治疗
6	死亡

3. **感觉障碍**　主要表现为主观感觉障碍、肢体麻木、神经根痛和皮肤感觉过敏。客观感觉障碍较轻，可表现为末梢型感觉障碍或无明显感觉障碍。由于惧怕牵拉神经根加重疼痛，可出现颈项强直和克尼格征阳性。神经根痛和感觉过敏大多在起病后数日内消失。

4. **脑神经功能障碍**　脑神经损害在 GBS 患者中很常见，国内外报道占比为41%~53.4%，多为双侧损害。受损脑神经以面、舌咽、迷走为多，约占86.7%。其他脑神经，如眼球运动神经、三叉神经、舌下神经及副神经均可受累，也有报道前庭蜗神经受累者，但较少见。

5. **自主神经功能障碍**　GBS 出现自主神经功能障碍不罕见，国内报道为12.15%，国外报道高达65%。其表现形式多样，可能在某一时期有交感和副交感神经功能缺陷，而在另一段时期又有亢进。可表现为窦性心动过速，不适当抗利尿激素分泌综合征如低钠血症，周围血管张力减低如直立性低血压及眼睑和下肢的水肿，高血压，肺不张，发作性副交感神经活动亢进如颜面潮红、心率减慢、胸腹部紧缩感、全身有热感等，少汗，霍纳综合征，体温调节障碍，胃扩张，大小便失禁。应注意许多有自主神经受损表现的患者可能出现呼吸突然停止，常是严重自主神经功能失调所致。

6. **内脏功能障碍**　由于本病常致呼吸功能障碍，并且自身免疫反应也可能涉及心、肺、肝等脏器，故必须注意合并存在的肺不张、肺水肿、心动过速、心肌炎、心力衰竭、肝功能衰竭、感染中毒性休克等。

五、孩子可能存在的其他问题

GBS 的并发症以肺部感染为多见，与以下因素有关：长期卧床、呼吸肌麻痹、侵入性操作、吞咽障碍者误吸、大剂量肾上腺皮质激素应用，使机体抵抗力下降导致肺部感染。其次为泌尿系统感染：患者长期卧床，自主神经功能损害导致尿潴留需进行导尿等侵袭性操作时，增加了感染机会，易导致泌尿系感染。

六、GBS 诊断标准

1. 进行性肢体力弱，基本对称，少数可不对称。

2. 腱反射减弱或消失。

3. 起病迅速，病情呈进行性加重，常在数天至1~2周达高峰，到4周停止发展、稳定、进入恢复期。

4. 感觉障碍主诉较多，客观检查相对较轻，可呈手套、袜子样感觉异常或无明显感觉障碍。

5. 脑神经以舌咽、迷走、面神经多见，其他也可受损，但视神经及听神经几乎不受累。

6. 可合并自主神经功能障碍。

7. 病前1~3周有呼吸道、肠道感染，创伤、手术史等。

8. 发病2~4周进入恢复期，也可迁延数月。

9. 脑脊液检查，白细胞常少于 10×10^6/L，1~2周呈蛋白细胞分离。

10. 电生理检查可出现神经传导速度明显减慢，F波反映近端神经干传导速度减慢。

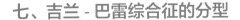

七、吉兰 - 巴雷综合征的分型

目前其临床分型尚不统一,目前据 Asbury 等分为:①经典型,受累神经见巨噬细胞和淋巴细胞浸润,多灶性节段性髓鞘脱失,轴索相对完整,运动和感觉原纤维同时受累。电生理提示神经传导速度(nerve conductive velocity,NCV)减慢,F 波潜伏期延长。②纯运动型,即急性运动轴索型神经病,其主要特点是病情重,多有呼吸肌受累。24~48 小时内迅速出现四肢瘫痪,肌萎缩出现早,病残率高,预后差。③运动感觉型,即急性运动感觉轴索型神经病,除四肢弛缓性瘫痪外,还有感觉障碍,病情常较严重,预后差。④ Fisher 综合征,是吉兰 - 巴雷综合征的变异型,表现为眼外肌麻痹,共济失调和腱反射消失"三联征"。⑤全自主神经功能不全型,除四肢弛缓性瘫痪外,主要表现为皮肤黏膜、内脏及括约肌功能障碍。⑥复发型。

八、吉兰 - 巴雷综合征的治疗

1. 一般治疗　急性期患者应卧床休息,肢体置于功能位。保持呼吸道通畅,按时翻身、拍背,排出呼吸道分泌物。吞咽困难者应鼻饲,注意水电解质平衡。预防肺部感染、深静脉血栓的形成及褥疮的发生。

2. 血浆置换　研究证明血浆置换可有效清除血清中的致病性抗体和其他干扰神经功能的因子,并可增强机体免疫功能,因此可获得迅速的疗效,对于严重患者可迅速改善病情,多用于重症者。但单纯应用血浆置换在部分患者中出现病情和抗体的反跳,需要其他治疗。

3. 静脉注射免疫球蛋白　静脉输注免疫球蛋白疗法的机制是其发挥了多种效应:使补体失活、使独特型抗体维持中立状态、细胞因子的抑制、Fc 受体的饱和等。

4. 皮质类固醇　目前在 GBS 治疗中是否应用激素尚存在争议,有研究表明,大剂量注射用甲泼尼龙可对人体免疫系统产生强烈的抑制作用,可减轻周围神经炎症反应及水肿,减轻其对周围神经组织的损害并减轻脱髓鞘程度,改善神经传导功能。

5. 其他疗法　免疫功能亢进、皮质类固醇禁忌者可用免疫抑制剂如环磷酰胺、硫唑嘌呤及 IFN-β 等治疗,使用过程中应注意预防骨髓抑制及肝功能损害。另外尚有脑脊液过滤法、紫外线辐射充氧自血回输疗法及雷公藤多苷疗法等。

6. 康复治疗　主要为防治并发症,促进运动功能的恢复,解除心理障碍等。

(1)预防并发症:急性期精细的护理必不可少。帮助患者翻身,保证舒适的体位,避免压疮。软组织按摩、神经肌肉电刺激、四肢压力治疗,可以减轻肌肉萎缩,预防深静脉血栓形成,应在入院 2 天内开始。被动运动、牵伸技术、使用辅助器具,预防肌肉短缩和关节挛缩。

(2)增强肌力训练:对受累肌肉肌力分级情况进行主动助力运动、主动运动和抗阻运动。应注意患者对过劳性无力特别敏感,因此训练时要使肌肉有充分的休息。

(3)步行训练:按照电动起立床站立→站立台站立→平行杠内行走→使用助行器具行走→独立行走的顺序训练。

(4)日常生活能力(activity of daily living,ADL)训练:指导患者进行日常生活活动训练,如翻身、坐起、进食、穿衣、用厕、使用轮椅等,提高患者生活自理能力。

（5）肺部康复：使用呼吸机进行间断正压呼吸，用手按压腹部帮助患者咳嗽，体位引流排痰，训练患者深长呼吸，超声雾化吸入，肺部感染时用抗生素、超短波肺部治疗、紫外线分区照射胸背。

（6）物理因子治疗：损伤平面以下的脊髓节段高频透热治疗、激光照射、磁疗、紫外线照射等可以减轻神经根水肿、促进神经功能恢复。经络导平治疗也有良效。

（7）支持治疗：如给予高蛋白高热量高维生素饮食，心理支持。

九、吉兰 - 巴雷综合征的预后

吉兰 - 巴雷综合征被认为是一种自限性疾病，绝大多数患者预后良好，瘫痪多于 3 周后开始恢复，多数于 2 月~1 年内恢复正常，10% 的患者好转后又加重，2% 的患者可复发，约 1/3 患者留有后遗症，国内报道死亡率为 8.6%，主要死因为呼吸肌麻痹、肺炎、循环衰竭及窒息等。

（刘　娟　覃　蓉）

参考文献

1. EVA BOWER. 脑瘫儿童家庭康复与管理 . 史惟 , 译 . 上海：上海科技出版社 , 2016.

2. CHUNG KC, YANNG LJ, MCGILLICUDDY JE. 臂丛神经损伤临床诊疗与康复 . 赵睿 , 译 . 北京：人民军医出版社 , 2015.

3. 中华医学会神经病学分会 , 中华医学会神经病学分会周围神经病协作组 , 中华医学会神经病学分会肌电图与临床神经电生理学组 , 等 . 中国吉兰-巴雷综合征诊治指南 2019. 中华神经科杂志 , 2019, 52 (11): 877-882.

4. 李晓捷 . 实用小儿脑性瘫痪康复治疗技术 . 2 版 . 北京：人民卫生出版社 , 2016.